Remando e tirando a água
A vida depois de um TCE

Editora Appris Ltda.
1.ª Edição - Copyright© 2022 do autor
Direitos de Edição Reservados à Editora Appris Ltda.

Nenhuma parte desta obra poderá ser utilizada indevidamente, sem estar de acordo com a Lei nº 9.610/98. Se incorreções forem encontradas, serão de exclusiva responsabilidade de seus organizadores. Foi realizado o Depósito Legal na Fundação Biblioteca Nacional, de acordo com as Leis n.os 10.994, de 14/12/2004, e 12.192, de 14/01/2010.

Catalogação na Fonte
Elaborado por: Josefina A. S. Guedes
Bibliotecária CRB 9/870

G526r
2022

Girão, Fran
  Remando e tirando a água : a vida depois de um TCE / Fran Girão.
  -1. ed. - Curitiba : Appris, 2022.
  87 p. ; 21 cm.

ISBN 978-65-250-2590-2

1. Memória autobiográfica. 2. Cérebro - Ferimentos e lesões. 3. Distúrbios da memória. I. Título.

CDD – 808.06692

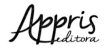

Editora e Livraria Appris Ltda.
Av. Manoel Ribas, 2265 – Mercês
Curitiba/PR – CEP: 80810-002
Tel. (41) 3156 - 4731
www.editoraappris.com.br

Printed in Brazil
Impresso no Brasil

Fran Girão

Remando e tirando a água
A vida depois de um TCE

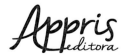

FICHA TÉCNICA

EDITORIAL	Augusto V. de A. Coelho
	Marli Caetano
	Sara C. de Andrade Coelho
COMITÊ EDITORIAL	Andréa Barbosa Gouveia - UFPR
	Edmeire C. Pereira - UFPR
	Iraneide da Silva - UFC
	Jacques de Lima Ferreira - UP
ASSESSORIA EDITORIAL	João Simino
REVISÃO	Bruna Fernanda Martins
PRODUÇÃO EDITORIAL	Romão Matheus Neto
DIAGRAMAÇÃO	Bruno Ferreira Nascimento
CAPA	Sheila Alves
COMUNICAÇÃO	Carlos Eduardo Pereira
	Débora Nazário
	Karla Pipolo Olegário
LIVRARIAS E EVENTOS	Estevão Misael
GERÊNCIA DE FINANÇAS	Selma Maria Fernandes do Valle

À Mara e à Manu,
que me salvaram e deram novo sentido à minha vida.

Agradecimentos

Agradeço à Beatriz Baldivia, a *Bia*, por todo o aprendizado, confiança e auxílio que recebi, essenciais para o desenvolvimento deste projeto.

À Fernanda Ulhôa, que, em sua infinita vocação para ajudar as pessoas, não hesitou em ser entrevistada quantas vezes se fizeram necessárias durante a elaboração desta obra.

A Márcia e Otávio Ferrari, bem como a todos aqueles que aceitaram reviver momentos tão complicados ao darem seus testemunhos sobre meu acidente.

À Mara, por me incentivar a publicar estas páginas, inclusive com as bobagens e piadas sem graça que as entremeiam.

A todos os pacientes, seus amigos e familiares, que enfrentam as dificuldades ocasionadas por uma Lesão Encefálica Adquirida (LEA), e me deram o caminho das pedras ao compartilharem suas histórias.

*Minha irmã está há 16 dias em casa, depois de ficar 72 no hospital. Ainda está desorientada, inquieta e não dorme. Alguém sabe dizer em **quanto tempo** ela volta ao **normal**?*

*Conhecem alguma vítima que apresentou **temperamento explosivo** e melhorou depois de um tempo? Me assusta não saber se, e quando, isso vai passar.*

*Ele ainda estava no hospital e comecei a cantar uma canção, quando parei e ele continuou a música. Sim, **ele ouvia e entendia** tudo ao seu redor!*

*Minha irmã se alterna **em minutos** entre ser a pessoa mais carinhosa do planeta e a mais insuportável, que grita, xinga e até mesmo **agride as pessoas** ao seu redor.*

*Não tive qualquer sequela física, mas agora, simplesmente, **não me reconheço** mais diante do espelho. Estou **afastando as pessoas** de mim e não sinto mais **nada por ninguém**.*

*Preciso contar urgentemente: ontem meu irmão **voltou a falar**! Fomos vê-lo no hospital, ele olhou para o meu pai e disse, bem enrolado:* "Pai, eu quero ir embora..."

Apresentação

Os recortes anteriores foram adaptados a partir de mensagens reais, publicadas em fóruns e grupos da internet que acompanho e que são dedicados às lesões encefálicas adquiridas (LEA). Pertencem a essa classificação as lesões que ocorrem no encéfalo, após o nascimento, e que não estão relacionadas a doenças hereditárias, congênitas, degenerativas ou traumas de parto. Engloba, além do traumatismo cranioencefálico (TCE), quadros como os de Acidente Vascular Cerebral (AVC) e aneurisma, tumor, infecção e anoxia cerebrais, entre outros.

Costumo terminar, todas as vezes que conto minha história, com a expressão "*vaso ruim não quebra*". Especialmente para quando as pessoas ficam com uma fisionomia assustada, ela serve para descontrair e quebrar o gelo em algumas situações.

Em 16 outubro de 2005, no início da tarde de um domingo, sofri um grave acidente automobilístico exatamente em frente ao lugar onde comemoraria meu 25.º aniversário. Socorrido por uma ambulância, levado a um hospital e transferido a outro algumas horas mais tarde, permaneci internado por 52 dias, 43 deles na UTI.

Fui diagnosticado com TCE e lesão axonal difusa (LAD), que é ocasionada por microrrupturas de axônios na substância branca do cérebro, geralmente causadas por movimentos de aceleração e desaceleração abruptas, o chamado "efeito chicote". Foram anos de reabilitações, terapias, novas cirurgias e procedimentos. Passei a compreender um novo vocabulário, que antes parecia ser até de outro planeta, abrangendo palavras como "estenose", "diplopia", "hemiparesia", "coma vigil" e "esplenectomia", entre outras.

Devido à falta de literatura leiga sobre o assunto – ou seja, algo que não fosse voltado à área médica –, fui por esse caminho para que, ao mesmo tempo que pudesse contar a minha história, servisse de apoio a pacientes e familiares que enfrentam esse problema. Segundo dados da Associação Brasileira de Traumatismo Cranioencefálico (ABTCE), são estimados 500 mil casos anuais no Brasil, em diferentes níveis de gravidade – e ainda com uma enorme subnotificação.

Para desenvolver meu texto, contei com o apoio de neuropsicólogas que atuavam no Centro Paulista de Neuropsicologia (CPN), vinculado à Universidade Federal de São Paulo (Unifesp), e depoimentos de pessoas envolvidas com a lesão, como pacientes, seus amigos e familiares.

Dizem que, dois dias depois do acidente, "morri" cinco vezes em função de paradas cardiorrespiratórias, mas acabei ficando aqui para contar a história. Mais uma prova de que, realmente, vaso ruim não quebra.

O autor

Prefácio

Um traumatismo cranioencefálico (TCE), ou traumatismo craniano, acontece quando uma agressão causada por uma pancada, queda ou até um ferimento por arma de fogo atinge a cabeça, diminui o nível de consciência e gera algum grau de coma. O TCE é um dos tipos mais frequentes de lesão cerebral adquirida e uma das principais causas de morte e incapacidade na vida adulta.

No Brasil, a cada 100 mil habitantes, estima-se que 65 pessoas sofrerão TCE ao longo da vida e, dessas, cerca de 39 morrerão em consequência do trauma. O TCE atinge especialmente jovens adultos, que passam a conviver com algum nível de alteração, afetando seus planos e os de quem está aos seus redores.

Nesse cenário, é comum ouvir os familiares dizendo que "*é um milagre ele estar vivo*", "*está muito melhor perto de como estava*" ou "*nem os médicos acreditam!*". Trabalhando com vítimas de lesão cerebral há mais de 10 anos, eu vivo me surpreendendo com a evolução e as conquistas de cada paciente. Minha experiência profissional já bastaria para falar de como a vida pode ser afetada por uma lesão cerebral, mas, além dela, existe minha experiência pessoal: a lesão cerebral aconteceu também na minha família. Ao longo desse tempo, passei a concordar que milagres acontecem, tanto para sobreviver como para se recuperar de uma lesão cerebral, e me convenci de que enquanto há vida, há esperança!

Remando e tirando a água: a vida depois de um TCE fala sobre esperança. De uma forma fluida e informativa, Fran retrata as fases da recuperação a partir de suas experiências, que facilmente despertarão o interesse do leitor. A primeira leitura que fiz do livro foi voraz e ininterrupta. Eu pensava na genialidade que foi transformar uma experiência tão dolorosa em algo tão leve e didático. Lembrava-me dos meus pacientes, seus familiares e tantas histórias que de algum modo se assemelhavam ao que estava lendo. Enchia-me de empolgação pensando "as pessoas precisam ler este livro!".

De um lado, Fran relata o impacto físico, emocional e cognitivo decorrente do TCE, e, de outro, ressalta como a lesão cerebral acontece para toda a família. Conta sobre os desafios, as necessidades e como a desinformação é presente em todas as fases da recuperação.

Entender as consequências de um cérebro machucado é um tanto difícil, uma vez que as dificuldades cognitivas são invisíveis aos olhos, tornando impossível saber quem as tem. Mas será que a responsabilidade disso tudo é do TCE? Conforme o Fran pertinentemente explica e exemplifica, as dificuldades de memória, mudanças no comportamento e na maneira de resolver problemas acontecem de maneira alheia à sua vontade e ao seu esforço. Elas podem ser minimizadas com o uso de estratégias (ou, como ele relata, "truques"), mas, mesmo assim, não compreender as dificuldades pode gerar desconforto emocional, comparação com jeito anterior ao TCE e a sensação de ser o "esquisito da turma".

E foi assim que, ao ler o livro pela segunda vez, me deparei com uma súbita tristeza. Lembrei-me de várias situações que meu irmão passou, de tantas vezes que me faltou conhecimento. Lembro-me de quando ele estava internado, ainda na fase aguda, e alguém sugeriu que eu lesse para ele o livro *Feliz Ano Velho* (1982), em que Marcelo Rubens Paiva conta como ficou tetraplégico. A intenção era propiciar acolhimento e esperança, mas resultou em pranto, angústia e pouca compreensão sobre o que estava acontecendo em nossa família. Aprendi que o impacto de uma lesão medular (como a sofrida por Paiva) é diferente de uma lesão cerebral (como a de meu irmão ou a do próprio Fran), e pude notar a falta que faz ter material informativo especializado. É preciso conversar sobre o que acontece em um cérebro machucado, pois apenas com informação e acolhimento emocional entenderemos o que fazer, como fazer e, de maneira oposta, o que é importante *evitar* fazer. Ao descrever que a vida se resume em "antes e após o TCE", Fran possibilita a compreensão de que o curso da recuperação é dinâmico e dialético.

O processo de adaptação às mudanças causadas pelo TCE pode ser facilitado por características pessoais, apoio social e pela compreensão de que a recuperação segue seu próprio ritmo. O texto ressalta a importância da resiliência, da busca por conhecimento e de compreender quais valores pessoais tornam a vida mais agradável de ser vivida. O apoio de quem também teve uma lesão cerebral é fundamental para perceber que não se está sozinho. Por fim, a compreensão de que é importante dar tempo ao tempo é evidenciada ao considerar-se a própria trajetória do autor: apenas depois de oito anos do TCE ele soube o que eram as dificuldades cognitivas, e após 15 anos ele está contando sua história e ajudando tantas outras famílias.

Remando e tirando a água: a vida depois de um TCE é uma leitura inspiradora, motivadora e emocionante, que poderá contribuir com reflexões e possíveis mudanças de atitude individuais e sociais. Tenha uma excelente leitura!

Prof.ª Beatriz Baldivia
Psicóloga (Unesp, 2005) e mestra em Ciências (Unifesp, 2008); especialista em Neuropsicologia (CSP, 2008), Intervenção e Reabilitação Neuropsicológica (CEPSIC, 2013) e em Terapia Cognitiva (CTC Veda, 2017); docente do curso de pós-graduação em Neuropsicologia (IPOG/SP); idealizadora do IG @cerebromachucado.

Sumário

Introdução	19
O primeiro dia do resto da minha vida	21
Motor e lataria	27
Remando e tirando a água	33
O novo eu	39
Meu Cérebro Mudou	45
Centro Paulista de Neuropsicologia – CPN	51
Antes que eu me esqueça, vamos falar da memória	57
Conta-gotas	63
O tempo de cada um	67
A gente até que se diverte (ou não)	73
Anexo I — Os Posts da Dona Orlene	81

Introdução

Meu aniversário acontece no dia 14 de outubro e, em 2005, caiu em uma sexta-feira. Para comemorar meus 25 anos, combinei com um amigo, que também aniversaria nesse dia, que realizaríamos um churrasco em sua nova casa no dia 16, em um almoço de domingo. Ela está localizada no bairro do Sacomã, em São Paulo, em uma avenida bastante conhecida como "Três Tombos" – justamente por possuir três grandes aclives e ladeiras em sequência, onde os ônibus descem cada uma delas, invariavelmente, em uma velocidade bem superior à permitida, pegando impulso para a subida que vem a seguir.

Naquele domingo, pela manhã, precisei ir à empresa onde trabalhava, mas saí por volta do meio-dia e, já diante da casa desse meu amigo, sofri um grave acidente automobilístico: um ônibus descia uma das ladeiras, colidiu frontalmente com a lateral do meu carro, na porta do motorista, e me arrastou por alguns metros até ser parado por alguns postes em uma esquina. O cinto de segurança arrebentou-se, cortou parte de minha orelha e fui deslocado para o banco do passageiro – inclusive, os policiais que atenderam à ocorrência imaginaram, em um primeiro momento, que eu estivesse sem o cinto.

Um breve resumo dessa ópera:

- Saldo do dia: traumatismo cranioencefálico (TCE), com lesão axonal difusa (LAD);

- Consequências: hemiparesia[1], perda e dificuldade na retenção de memórias, diplopia[2];

- Aprendizado: trabalhar em um domingo dá um azar desgraçado.

---

[1] Paralisia parcial de um lado do corpo que, no meu caso, afetou braço e perna, à direita, e os músculos faciais à esquerda, estes de forma leve.

[2] Visão dupla.

O PRIMEIRO DIA
DO RESTO DA MINHA VIDA

– *Quer ver que foi o "veado" do* Filhão? – Otávio, com seu jeito meigo e gentil, teve o pressentimento de que fora comigo o acidente que acabara de ouvir. Ele havia chegado horas antes ao local e *pilotava* a churrasqueira naquele momento, quando escutou o som arrastado de uma freada, seguido pelo de uma forte batida.

Conheci o Otávio em 1999, em nosso primeiro dia de trabalho – meu e dele – em uma empresa do setor de telecomunicações. Alto, corpulento, barrigudo, barba eternamente por fazer e com cabelos crespos e já grisalhos – apesar de seus então 28 anos de idade –, parecia um *ogro*. Como, curiosamente, já aconteceu com outros que acabaram se tornando meus grandes amigos, não fui muito com sua cara ao conhecê-lo – ao contrário, o achei folgado, grosseiro e desbocado. Para piorar, *corinthiano*.

Com a convivência, descobri que estava absolutamente certo (ele é *mesmo* folgado, grosseiro e desbocado, além de ser *muito corinthiano*), mas percebi também que Otávio é um cara espirituoso, engraçado, inteligente e bastante generoso, com um enorme coração.

Era meu primeiro emprego formal, enquanto ele, com uma filha recém-nascida, estava assumindo um novo posto na carreira. Em pouco tempo, toda aquela primeira má impressão havia se dissipado: trabalhávamos juntos, *ombro a ombro*, e, devido à nossa diferença de idade (que na realidade não chega a 10 anos completos, mas nessa época parecia ser muito maior), passei a ser conhecido como o "filho do Otávio" – no que ele, então, "me adotou" e passou a me chamar dessa forma dali em diante.

O pessoal saiu imediatamente da casa para conferir o que havia acontecido na rua. No caminho, o pressentimento de meu amigo tornou-se praticamente uma certeza, quando passou por uma mulher e a ouviu comentando que um "*ônibus havia destruído um carro azul*", como era o meu.

O ônibus teve o para-brisas quebrado, mas nenhum de seus ocupantes se machucou seriamente – houve apenas o caso de uma senhora que ficou nervosa com a situação, sentiu-se mal e precisou ser medicada. Meu carro ficou espremido entre o ônibus e alguns pequenos postes colocados na esquina, que denunciavam aquele local como ponto frequente de acidentes desse tipo.

Otávio aproximou-se do veículo, deu um empurrão em um curioso que se acercava à janela quebrada, no lado do passageiro, e tentou abrir a porta, mas estava emperrada e ele não conseguiu. "*Filhão, fala comigo!*", pediu por algumas vezes, mas preferiu evitar mexer e movimentar meu corpo.

Ele conta que, quem me visse naquele momento, exceto pela orelha *pendurada* e por um filete de sangue descendo em meu rosto, pensaria que estivesse tirando um cochilo no banco do passageiro.

Subitamente, porém, minhas pernas começaram a tremer de maneira bastante intensa. Temendo que eu me ferisse ainda mais, pois o joelho estava batendo com muita força no painel do veículo, Otávio debruçou-se sobre a janela e tentou me segurar:

– Cacete, Filhão, para com isso, senão você vai se machucar!

Nesse momento, aproximou-se uma viatura do Samu, que fora chamada por um dos presentes havia poucos minutos. Uma paramédica foi até o veículo, ouviu o que Otávio dissera para mim e perguntou se era mesmo meu pai. Sentindo nele o *perfume* da cachaça mineira que tinha acabado de virar, ainda no churrasco, perguntou se eu também havia bebido, o que foi prontamente negado.

Com uma serra elétrica, cortaram e arrancaram a porta de meu carro. Fui imobilizado e colocado dentro da ambulância, quando, então, um dos paramédicos perguntou quem seria meu acompanhante. Otávio prontamente se candidatou e já foi subindo na parte traseira do veículo, mas a paramédica lhe deu alguns tapinhas no ombro, apontou para a cabine do motorista e exigiu: "*Para fora, cidadão, o senhor vai lá na frente!*".

A ambulância saiu e, instantes depois, um dos paramédicos abriu uma pequena janela entre ele e a cabine dianteira. Falou alguns códigos alfanuméricos para o motorista, incompreensíveis para o *pobre* Otávio (ainda mais depois de algumas *mineirinhas* na cabeça), mas que fizeram o condutor parar o veículo imediatamente e solicitar ajuda pelo rádio.

Não se sabe com quem o motorista conversou, mas a resposta que deram enfureceu a paramédica, que ouviu e vociferou lá do fundo da ambulância:

– Fala para mandar a porra do "Águia" *agora!* Temos aqui um... – e emendou mais um daqueles código estranhos.

– A *viatura* está atendendo a outra ocorrência – responderam pelo rádio.

Otávio gelou ao ouvir este diálogo: "*Se os caras estão querendo trazer o helicóptero aqui, então a situação é...*". Engoliu seco, sem concluir o pensamento.

– Então *toca* para o Heliópolis! – ordenou a paramédica ao motorista, que avisou ao hospital pelo rádio, ligou a sirene e disparou com a ambulância em direção ao destino, encravado em meio à comunidade de mesmo nome.

A chegada ao hospital é descrita como se fosse uma cena de filme: a ambulância estaciona e já há alguns médicos e enfermeiros à espera, que rapidamente abrem o veículo, me colocam na maca e saem em velocidade em direção ao Pronto-Socorro. Otávio tentou ir atrás, mas deu com o nariz na porta "vai e vem" e ouviu, lá de dentro: "*Você fica aí fora!*". Segundos depois, a porta abriu-se novamente e surgiu a paramédica da ambulância, segurando meus tênis: "*E toma conta disso aqui!*".

Otávio permaneceu ao lado da porta, à espera de qualquer novidade. Passados cerca de 40 minutos, surgiu uma médica com alguns questionamentos sobre o acidente e pedindo informações sobre meus hábitos – "*Ele bebe?*", "*Fuma?*", "*Usa drogas?*", "*Alguma doença pré-existente?*".

A médica se retirou e, por volta de uma hora mais tarde, outro médico se aproximou e chamou Otávio a uma sala reservada:

– Sente-se, senhor Otávio.

– Obrigado, mas estou bem de pé.

– Por favor, sente-se.

– *Tranquilo*, estou bem.

– Estou pedindo para o senhor se sentar.

Otávio obedeceu, assustado, ao notar que o tom utilizado estava mais grave. O médico explicou:

– O Franclen, neste momento, está passando por uma *esplenectomia*[3] de emergência, pois teve uma lesão no baço e tivemos que extraí-lo. – Fez uma breve pausa, e prosseguiu – Há também uma perfuração no pulmão esquerdo, que requer nossa maior atenção no momento.

O médico continuou a passar algumas informações sobre meu estado e, em meio à conversa, citou a expressão "*90% de chances*". Imediatamente, Otávio o interrompeu: "*Espera, doutor. Chances de 90%... de quê?*".

A resposta foi cruelmente direta e objetiva: "*Óbito*". E prosseguiu: "*Dos pacientes que chegam aqui, com quadros como o do seu amigo, 90% vão a óbito durante as primeiras 24 horas*".

---

[3] Remoção cirúrgica do baço.

Otávio, então, compreendeu a insistência para que se sentasse. Ligou para Márcia, sua esposa, explicou a situação e pediu que ela telefonasse e avisasse minha mãe, dona Orlene, que até aquele momento ainda não sabia o que havia acontecido.

No Hospital de Heliópolis, coincidentemente, trabalhava um médico que é muito próximo à minha família há bastante tempo, o Carlos, pai do meu melhor amigo de infância e a quem me acostumei a chamar de "tio", considerando-o como tal, desde que me conheço por gente.

Carlos nasceu na bonita cidade de Riobamba, localizada a cerca de 200 quilômetros ao sul de Quito, capital do Equador. Emoldurada pela Cordilheira dos Andes, com um delicioso centro histórico e aos pés do impressionante, e ativo, vulcão *Tungurahua*, Riobamba está situada a 2.750 metros acima do nível do mar – o ar no local é tão rarefeito que, quando lá estive, fiquei com a impressão de que seria mais fácil respirar debaixo d'água. Carlos e Magdalena se conheceram quando ainda eram crianças. Casaram-se, graduaram-se em Medicina na mesma época e, no início dos anos 1980, imigraram ao Brasil para completar as respectivas especializações, trazendo consigo o pequeno Santiago, à época com 2 anos de idade. Mais ou menos no período entre os nascimentos de seus três irmãos – Danilo e as gêmeas Thaís e Priscilla, vindos à luz já no Brasil –, *Santi* e eu nos conhecemos em um clube recreativo localizado no bairro de Santa Cecília, na região central de São Paulo, estabelecendo entre nós uma amizade que já dura mais de três décadas. Nossas famílias igualmente se aproximaram, de maneira que, hoje, é quase como se fossem uma só.

Quando minha mãe foi avisada do acidente, imediatamente telefonou para Carlos, que estava de folga nesse dia, chamou minha irmã, Fabiane, e foram todos para Heliópolis. Ao ver meu tio – alguém conhecido e que, ainda mais, portava um crachá do próprio hospital –, Otávio sentiu-se um pouco mais seguro. Combinaram que Carlos entraria, examinaria a situação e voltaria com todas as informações sobre meu estado. Quando ele saiu, minha mãe ficou sozinha com Otávio e perguntou: "*E aí, como ele está?*".

"*Ele teve o baço arrancado, perdeu a orelha, perfurou o pulmão e já me falaram que, das pessoas que chegam no estado em que ele veio, 90% 'vão para o saco'*", pensou Otávio, mas achou melhor ir com mais calma: "*Ele está bem, foi só um* cortezinho *na orelha*". Nesse momento, minha irmã viu e aproveitou para guardar meus tênis, que estavam até aquela hora nas mãos de meu amigo.

Meu tio voltou depois de pouco mais de duas horas. Abatido, chamou Otávio de canto e disse, com semblante extremamente preocupado: "*A* situación *dele é muito grave. Vamos rezar para* no *perder* el *menino*". Depois, foi até minha mãe, explicou o que estava acontecendo e voltou para a UTI, de onde só sairia no começo da madrugada, ao final de minha cirurgia.

Terminada a operação, fui direto para dentro de uma ambulância, pois seria transferido a outro hospital, na Lapa, conveniado a meu plano de saúde.

O resumo final dessa história é: traumatismo cranioencefálico (TCE) com lesão axonal difusa (LAD), esplenectomia, fratura do joelho direito e dos arcos costais (apenas um deles permaneceu intacto), perfuração de um pulmão e, por fim, laceração na orelha esquerda. Como consequências do TCE, que seriam descobertas mais tarde, hemiparesia, perda e dificuldade na retenção de memórias, desalinhamento da pupila do olho esquerdo (estrabismo) e diplopia.

Em outras palavras, seria necessário consertar o motor e a lataria.

Motor e lataria

Suturaram minha orelha durante a esplenectomia, em um trabalho que ficou esteticamente muito bom – aliás, o Otávio diz que "*recolheu a orelha no chão e guardou no bolso*", para o caso de eu querer colocá-la de volta. É uma bobagem, mas acreditei nisso por muito tempo. Efeito dos remédios, provavelmente, mas achei realmente que ele tivesse pegado minha orelha no chão e guardado para mim, me sentia sinceramente agradecido por isso. Isso só mostra como eu estava um pouco fora da realidade, a ficha demorou muito para cair.

Passei 52 dias internado e saí com 19 quilos a menos. Disseram que no dia 18 de outubro, dois dias após o acidente, sofri cinco paradas cardiorrespiratórias na UTI, mas há controvérsias mesmo entre os médicos (meu tio inclusive) e, oficialmente, não temos certeza se isso foi realmente assim. Apenas sabemos que esse foi, sob o ponto de vista clínico, o dia mais complicado de minha internação.

Não sei exatamente quantos dias fiquei em coma induzido, mas provavelmente essa situação durou boa parte dos 43 que passei na UTI. É difícil contabilizar esse tempo, pois a sedação foi aumentada e diminuída algumas vezes no período e eu chegava até a abrir os olhos, mesmo sem consciência, mas logo voltava ao coma. Levei certo tempo para começar a falar de novo, me comunicava com as pessoas por meio de uma espécie de régua com o alfabeto, apontando as letras e formando palavras. Tentava indicar os caracteres com a mão direita, mas tremia bastante e frequentemente não entendiam o que eu queria dizer. Eu perdia a paciência e desistia. Isso durou até o dia em que um enfermeiro não trocou meu lençol, por não ter visto que havia feito xixi na cama: eu fiquei muito bravo e soltei um sonoro "*filho da puta!*", seguido por um monte de reclamações e xingamentos. Todos começaram a rir e comemorar, contentes porque eu havia voltado a falar, mas eu não entendia e aquela alegria toda me irritava cada vez mais. A cena deve ter sido engraçada.

Minhas confusões mentais durante a internação e as primeiras semanas em casa incluíram, também, a certeza de que eu estava naquela situação porque havia, vejam só, levado um tiro. Não tenho a mínima ideia de onde foi que tirei essa história, mas diariamente minha mãe me explicava que isso não havia acontecido e aí, então, eu me lembrava de que sofrera mesmo um acidente de carro – para depois pensar aqui com meus botões, logo em seguida, "*mas por que foi mesmo que atiraram em mim?*".

Otávio conta que, na primeira vez que foi ao hospital depois que eu voltei a falar, entrou no quarto e tivemos o seguinte diálogo:

– E aí, Filhão, como você está?

Levantei o lençol, apontei para baixo e respondi:

– Estou bem, só com um pouco de dor nestes dois pés aqui embaixo...

– Como assim, "nestes dois pés"?

– É, mas só *nestes* dois. Os outros estão bem.

Outra confusão bastante séria, desagradável e muito, muito grave é que acordei com um ódio absurdo e inexplicável da minha irmã. Estava extremamente agressivo com ela, e só com ela, como se fosse a responsável por tudo aquilo que estava acontecendo. Não lembro se cheguei a fazer alguma associação dela ao tiro que eu pensava ter levado, mas, se fiz, provavelmente foi pensando que fora minha irmã quem puxara o gatilho. Quando me falavam que ela não havia feito coisa alguma para mim e que eu não deveria tratá-la dessa maneira, respondia com absoluta segurança: "*vocês falam isso porque não veem o que ela faz comigo quando estamos sozinhos*".

Também tive que "reaprender a engolir" – assim mesmo, entre aspas, pois foi como disseram. Uma fonoaudióloga veio, toda *meiguinha*, a meu quarto no hospital trazendo uma colher e um iogurte, me instruindo com ternura, paciência e de maneira didática a engolir devagar, com calma, para não me engasgar. Estava há semanas sem comer, só tomando soro, e quando ela apareceu com aquele potezinho na minha frente eu me transformei em um *neandertal*: devorei o iogurte, lambi a tampa e só faltou engolir o copinho.

Peguei várias infecções no hospital. Várias, mesmo, que causaram febre intensa e persistente. Fiquei com escaras nas nádegas ("*Franzinho está sem rabo*", diziam), atrás da cabeça e na lateral da panturrilha direita. A escara do traseiro, principalmente, doía bastante e acho que talvez, com algum trato, poderia ter sido evitada por meio da movimentação cuidadosa de meu corpo de tempos em tempos. Saí do hospital em uma cadeira de rodas, passei ao andador em poucos dias, à bengala em cerca de dois meses. Cansava-me muito e com facilidade, mas já depois da alta médica minha madrinha me levava, diariamente, para dar uma volta no quarteirão de casa, ainda que isso demorasse horas.

Permaneci com ventilação mecânica por um tempo superior ao recomendado, mas o hospital alegava que o médico responsável ainda não tinha autorizado a retirada. Quando meus familiares souberam que, na realidade, já fazia alguns dias que o médico não aparecia no hospital, meu tio ofereceu-se para ele mesmo fazer a traqueostomia, não sendo, no entanto, autorizado. Acabei desenvolvendo uma estenose traqueal poucos dias após receber alta – que é uma espécie de "estreitamento", em uma linguagem mais figurada que técnica –, que me fez conviver por pouco mais de dois anos com uma prótese na traqueia – popularmente chamada de "traqueostomia", mas que eu carinhosamente apelidei de "*meu pinto do pescoço*".

Detestava aquela prótese, tinha vergonha por ter que usá-la e sempre achava que os outros ficavam olhando, reparando, sentindo pena de mim. Durante esses dois longos anos, minha autoestima foi esmigalhada por aquele cano nojento e malcheiroso. Já em outro hospital, fiz inúmeras dilatações para resolver o problema, mas, como não houve sucesso, passei por uma nova cirurgia que extraiu o pedaço *estenosado* da traqueia.

Ainda durante a internação, arranquei a prótese inúmeras vezes – chegaram a dizer que amarrariam meus braços à cama, mas minha mãe não permitiu. Não era questão de que eu não a entendesse como necessária. Aliás, até sabia que sim. O ponto é que eu sequer percebia quando estava puxando aquele negócio, simplesmente o fazia. Sofria horrores para colocá-la de volta e, a cada vez, jurava nunca mais puxá-la, mas novamente me esquecia e tirava aquele cano.

À parte disso, vou confessar um segredo: a "traqueo" é um alívio para nós, pacientes, ao menos nesses casos de estenose. Parece meio invasiva, incômoda, mas é um mal necessário. A aspiração (limpeza) da prótese era um *pé nos colhões*, mas não doía e proporcionava um alívio muito grande, especialmente quando se encontrava obstruída e com bastante secreção. Nesses casos, outra maneira de limpá-la era com a injeção de soro fisiológico, mas eu não gostava porque, além de demorar um pouco mais, ainda provocava tosse violenta.

Minha visão foi realinhada em duas doloridas cirurgias no olho esquerdo, que diminuíram sensivelmente a diplopia. As escaras da cabeça e da panturrilha deixaram pequenas marcas, mas a das nádegas demorou pelo menos 10 meses para fechar-se completamente. Fiquei com uma cicatriz bem grande, mas como é um local que não costumo ficar exibindo por aí, ela não me incomoda em absoluto.

Por outro lado, a cicatriz da escara em meu couro cabeludo foi, durante muitos anos, mensalmente disfarçada pelo *seu* Félix, o barbeiro que me atendia desde minha infância. Meu cabelo não é *ruim*, é *péssimo*: tenho meia dúzia de redemoinhos na cabeça e apenas indo sempre ao mesmo barbeiro para conseguir domar essa juba. Ele atendia em minha casa nos primeiros meses seguintes à internação, sempre soube da cicatriz e cortava de um jeito para que ela não ficasse em evidência. A primeira vez que precisei trocar o barbeiro, depois do acidente, foi durante um período que passei na África do Sul: logo que cheguei ao salão, tentei explicar que tinha uma cicatriz e que gostaria que o cabelo ficasse um pouco mais alto naquela parte, para esconder a marca na minha cabeça. Nunca havia dito tudo isso em inglês, dei uma enrolada e até desconfiei porque o rapaz *entendeu* tudo rápido demais. Na mosca: no final, levei uma *tosa* ao invés de um corte de cabelo e a história da cicatriz passou a ser de domínio público dali em diante.

 As fraturas nas minhas costelas, provavelmente, se consolidaram enquanto eu ainda estava em coma, pois jamais senti qualquer dor ou desconforto na região. Uma das costelas quebradas perfurou um dos meus pulmões, de modo que foi necessária a colocação de um dreno em meu tórax. Também nessa época foi implantado um monitor de pressão intracraniana, o chamado *PIC*. Meu corpo estava muito inchado e, segundo me contaram, eu estava com uma largura maior que a da própria maca do hospital. Falam com expressão bem séria, sem exageros. Entretanto, esse inchaço sumiu de um dia para o outro, enquanto ainda estava em coma.

 Meu joelho direito teve uma "ossificação", ou "calcificação heterotópica": acabou "crescendo" um pouco mais, na parte interna da perna e em direção ao fêmur, formando o que se parece com uma espécie de inchaço. Aprendi que é comum nas consolidações de fraturas em pacientes em coma. Na verdade, essa ossificação é perceptível se a pessoa já sabe que a possuo, caso contrário é bem discreta. Foi extremamente dolorida durante os primeiros quatro ou cinco meses, mas hoje raramente a sinto, exceto em viradas bruscas de temperatura, de calor a frio. Nesses dias também acontece uma coisa engraçada com a minha orelha, pois o pedaço suturado fica arroxeado e nota-se a linha exata da costura, como se alguém a tivesse marcado a caneta.

Fiz aproximadamente um ano de terapia ocupacional, e muita fisioterapia – durante quatro ou cinco anos, pelo menos. No começo, ainda no hospital, as sessões eram diárias, mas ficaram mais espaçadas conforme o tempo passou. Parei apenas porque eu mesmo estava cansado e comecei a achar que não tinha mais o que melhorar, mas na opinião dos terapeutas eu estaria na *fisio* até hoje. Um bom tempo gasto nas sessões de fisioterapia foi no tratamento de uma recorrente tendinite no pulso esquerdo, que talvez tenha aparecido porque nunca usei tanto a mão canhota quanto agora.

Explicada a origem da encrenca, vamos aos efeitos e às consequências do TCE propriamente dito.

REMANDO E TIRANDO A ÁGUA

Otávio tem o costume de responder, toda vez que alguém lhe pergunta um despretensioso *"como vai?"* ou *"tudo bem?"*, com a frase *"remando e tirando a água"*. É claro que ele só quer fazer graça, mas, para mim, é uma expressão que caiu como uma luva em meu processo de recuperação – além de sempre tê-la achado um barato. É mais ou menos como se você estivesse em um pequeno barco, com algumas rachaduras no casco, e de tempos em tempos devesse botar para fora a água que está entrando. Se só esvaziar o bote e não remar, você não sai do lugar; se apenas remar e não tirar a água, o barco enche e... afunda. Dessa maneira, remar e tirar a água é, às vezes, a única alternativa que nos resta para seguir em frente e não naufragar.

Conforme outras vítimas de traumatismo craniano costumam relatar, sentimos a necessidade de retomar a rotina e o fazemos, muitas vezes, de forma precipitada. Comigo não foi diferente e voltei ao trabalho somente 10 meses após o acidente.

Hoje eu sei que não tinha a menor condição de voltar, mas felizmente estava em uma grande empresa onde tive suporte para essa fase de readaptação às tarefas. Sou analista de sistemas e consegui recuperar a parte técnica sem maiores problemas, mas senti (e ainda sinto) muitas dificuldades para reter novas informações.

A tecnologia com a qual era acostumado já se tornava obsoleta e eu não conseguia me atualizar, sentia que estava ficando para trás por causa dessa limitação.

Fiquei naquela empresa por mais seis anos, pulando de área em área, até que fui demitido e, posteriormente, contratado por outra companhia, uma multinacional norte-americana. Mudei o foco, ainda na área de informática, mas já sentia que estava ficando sem opções para quando tivesse que aprender algo novo.

No período entre essas duas empresas, ainda passei brevemente por um grande banco brasileiro que foi, sem dúvidas, onde tive o maior retorno financeiro entre todos os lugares que trabalhei. Infelizmente, porém, não me adaptei às novas funções, não suportei a ideia de me enxergar como uma fraude e preferi sair. Decepcionei algumas pessoas de lá com minha decisão, passei a ganhar menos dinheiro em comparação ao que receberia se continuasse no banco, mas precisava tentar sentir-me mais útil e preparado para realizar minhas atividades.

Após pouco mais de dois anos, também fui desligado daquela empresa norte-americana. O motivo alegado foi o da "crise econômica", que então assolava o país, mas eu já tinha percebido que minhas dificuldades de aprendizagem, memória e organização estavam comprometendo meu desempenho. Em seguida, sob a liderança do Otávio, fui para uma empresa de projetos e empreendimentos de engenharia onde ele atuava, e, três anos mais tarde, prestei um concurso para trabalhar com Tecnologia da Informação na Universidade Federal de São Paulo – Unifesp. Fui convocado em 2019 e me tornei um servidor público federal.

Também me apressei em retornar aos estudos. Cursava Processamento de Dados na Fatec São Paulo, uma faculdade pública e com conhecido nível de exigência para com seus alunos. Obviamente, não consegui acompanhar o ritmo e fui reprovado em Cálculo I por quatro semestres seguidos. Finalmente fui aprovado, mas quando não passei no semestre seguinte, em Cálculo II, acabei desistindo e mudando para outra Universidade, onde consegui terminar meus estudos. Ainda cheguei a emendar e concluir um MBA em seguida, em Engenharia de Software.

Não consigo prever meu futuro profissional na informática. Talvez ainda possa desenvolver coisas novas em tecnologias antigas, especialmente em grandes empresas que possuam sistemas legados, cuja substituição traria muito mais transtornos que benefícios às companhias e elas prefiram mantê-los. Apesar disso, descobri outra mudança *pós-trauma*, essa sim muito boa, que talvez possa direcionar meu caminho no futuro: a facilidade com os idiomas e as linguagens, nos seus diferentes meios de comunicação.

É verdade. Já tinha notado como as regras gramaticais, sejam elas de português, inglês ou espanhol, por exemplo, estavam muito mais intuitivas para mim – mas jamais havia feito qualquer associação disso ao acidente. Passei a escrever melhor e tornou-se relativamente mais simples aperfeiçoar o conhecimento em outros idiomas.

Ainda que pareça, não é história de filme. O que ocorre é que dificilmente esqueço algo recém-aprendido relacionado às linguagens em geral – ainda tenho muitas falhas de vocabulário e gramática, inclusive em português, mas são essencialmente de assuntos que, após o trauma, ainda não vi ou revi. Comentei casualmente sobre isso com uma neurologista e ela me confirmou que pode fazer algum sentido, graças à chamada *neuroplasticidade*, ou *plasticidade cerebral*.

Não se trata de um daqueles casos em que um cara bate a cabeça, desmaia e acorda falando japonês: o que a médica comentou é que as partes mais preservadas do cérebro começam a se desenvolver, assumindo tarefas das outras áreas lesionadas – e, como consequência, acabam melhorando também aquelas funções pelas quais são naturalmente responsáveis.

Minhas lesões se produziram basicamente em áreas diferentes daquelas relacionadas às linguagens e à comunicação. Disso, então, se conclui que o trauma não chacoalhou minha cabeça e causou diretamente uma melhora em determinadas funções, mas, sim, que afetou algumas regiões e fez com que as outras tivessem que evoluir.

Trocando em miúdos, a neurologista disse que faz sentido que eu tenha passado a assimilar mais rapidamente assuntos relacionados a me expressar melhor, justamente porque essa área não foi atingida.

Morei por quase um ano na Espanha, entre 2000 e 2001. Não apenas o acidente não me fez esquecer do espanhol que aprendi naquela época, como jamais falei ou escrevi nesse idioma com tanta fluência como agora – certamente ele sempre esteve na minha cabeça, mas ficou muito mais fácil e rápido *acessá-lo* após a lesão. De fato, em maio de 2012, fui aprovado em um exame de proficiência em espanhol no Instituto Cervantes, órgão vinculado ao *Ministerio de Cultura y Deportes*, da Espanha.

Outra questão é que também passou a ser mais fácil notar quando alguém está mentindo. Certa vez eu li que isso é, de alguma forma, comum às pessoas que sofrem um trauma encefálico, supostamente porque prestamos mais atenção aos sinais dados por nossos interlocutores – pelo menos, uma atenção diferente daquela que prestávamos antigamente, notando detalhes, movimentos, gestos e outros sinais que antes passavam despercebidos.

Até hoje me parecem estranhas essas relações entre o trauma e as facilidades para linguagem e reconhecer mentiras, mas é inegável que elas evoluíram bastante após o acidente. Graças a essa última, me tornei imbatível no truco e ainda vou ficar rico com o pôquer, assim que aprender a jogar esse negócio.

A hemiparesia me fez parar com o handebol, esporte que praticava desde meus 10 anos de idade. É "bobagem", "dos males, o menor" – conforme me diziam –, mas isso foi uma grande decepção para mim, pois sempre viajava com o time, saía com os outros jogadores e minha vida social girava basicamente ao redor do esporte. Tentei acompanhá-los por um tempo, fui assistir a alguns jogos, a churrascos, ao casamento de um atleta e amigo em Recife/PE, mas nunca mais foi a mesma coisa.

Tenho um déficit considerável no equilíbrio: subo escadas com facilidade, mas sinto enorme dificuldade para descer algum degrau ou uma ladeira, por exemplo. Por causa do equilíbrio (ou da falta dele), "desaprendi" a *andar de* bicicleta, a despeito do que sempre se diz de que "isso é uma coisa que jamais se esquece".

Nasci destro, mas virei canhoto *na marra*. Até tentei, no começo, me adaptar para usar a mão direita para escrever, enrolando *E.V.A.*[4] em uma caneta e a deixando com cerca de dois centímetros de diâmetro, para que pudesse segurá-la com mais facilidade.

Ajudou bastante, mas resolvi tentar com a mão esquerda e achei isso mais fácil. Hoje escrevo somente o necessário, mas sempre com a esquerda. Tirei um novo RG e adotei outra assinatura, mais simples.

Aprendi também a usar o mouse com a mão esquerda, assim como utilizo todos os dedos dessa mão para digitar, além do indicador da mão direita. Escovo os dentes e faço a barba também com a esquerda: no começo era terrível, espalhava pasta de dentes no rosto inteiro e me cortava tanto que era uma verdadeira carnificina, mas agora já sou *tão canhoto* que até o nariz eu limpo com um dedo dessa mão.

Na verdade, inconscientemente, até acho estranho quando vejo alguém fazer essas coisas com a mão direita, parece tem que alguma coisa errada – assim como parecia esquisito, antigamente, olhar um canhoto escrevendo.

Outro efeito colateral muito curioso é que passei a confundir os lados direito e esquerdo. Se tiver que definir rapidamente se uma coisa está à direita ou à esquerda, é muito provável que eu erre. Tenho uma teoria de que associamos, desde pequenos, a definição dos lados segundo o hemisfério dominante de nosso cérebro. Em outras palavras, cresci sabendo que o lado direito é o da mão que uso para escrever, comer ou me pentear, mas agora que faço tudo com a esquerda, frequentemente me confundo.

---

[4] *E.V.A.* é uma espécie de folha de cartolina "emborrachada" vendida em papelarias.

De qualquer forma, isso de confundir os lados direito e esquerdo não é, nem de longe, questão das que mais me incomodam. E mais: acho isso até engraçado. Certa vez estava com um amigo indo para não sei onde, eu como guia e ele dirigindo, quando falei que tínhamos que entrar à direita. Ele ligou a seta, e eu repeti: "*à direita...*"; ele mudou de faixa, e eu subi o tom: "*Direita!*"; ele dobrou a esquina, e eu soltei um palavrão e perdi de vez a paciência:

– *Tá* surdo, porra? Direita! Di-rei-ta!

E apontei para a esquerda.

O NOVO EU

Mudanças de personalidade? Sim, algumas. Paciência de esperar, por exemplo, é uma que ficou nula, e antes do trauma eu era quase um monge. Paradoxalmente, passei a ser muito mais tolerante e compreensivo com aqueles que me fazem algo que, à primeira vista, parece ruim.

Meus problemas de memória representam, sem dúvidas, meus maiores desafios. E ao contrário das questões físicas, que melhoraram com o tempo, tenho a impressão de que minha capacidade para guardar novas informações gradualmente diminui – fico receoso por não saber onde isso vai parar. Adotei alguns hábitos para tentar driblar essa limitação, mas se por acaso não anoto, associo ou uso qualquer uma das técnicas que conheço para memorizar uma informação, fatalmente irei esquecê-la.

Eu achava que quem perdesse a memória esquecia-se completamente dos fatos ocorridos em um período anterior a determinado evento. Não foi o que me aconteceu. É como se minha vida fosse um livro com várias páginas arrancadas, em que estão o começo da história, algumas páginas do meio e outras do final. Por exemplo, sou capaz de lembrar-me de fatos que ocorreram na minha infância, mas não de alguns da adolescência, e torno a me lembrar de outros da fase adulta.

Sobre as memórias perdidas com o acidente, notei que ocorrem duas coisas: algumas se foram de vez e eu não lembro mesmo, não adianta; outras, recuperei por meio de algum estímulo, como ouvindo uma música, indo a algum lugar ou sentindo um perfume, por exemplo. Felizmente, a maioria das memórias "perdidas" é desse segundo tipo e, depois de tantos anos, já recuperei boa parte de minhas lembranças do passado.

Tenho seriíssimos problemas de concentração e atenção, mas no final de 2012 me consultei com uma neurologista que, diante dessas minhas queixas, me prescreveu um medicamento usado no tratamento a pessoas portadoras do Transtorno de Déficit de Atenção e Hiperatividade. Meu rendimento aumentou consideravelmente. Porém, esse é um remédio que causa dependência física e psíquica, assim o utilizo moderadamente.

Quanto a relacionamentos, simplesmente não conseguia me envolver com alguém. Engatei alguns poucos casos depois do acidente, namoros curtos, mas jamais me apegava a alguém de verdade. Isso aconteceu até meados de 2015, quando conheci uma mulher linda, inteligentíssima e que, puxa, inventou de ir com a minha cara e gostar de mim. E eu, que não sou bobo nem nada, fui logo tratando de pedi-la em casamento: ela disse "sim", juntamos nossos trapos e, pouco depois, nos tornamos papais da Manuela.

Na procura por novos interesses, já tentei ler, escrever, fazer musculação, natação e até em aulas de dança de salão eu me matriculei certa vez – não conseguia mais correr ou saltar, por exemplo, mas na minha cabeça de jiló eu realmente acreditei que pudesse dançar. Descobri o teatro em 2012, comecei a fazer aulas semanais e adorei a brincadeira. É impossível decorar grandes textos, mas com o emprego de algumas técnicas de memorização, um pouco de ajuda e muito improviso, até que sai alguma coisa.

Também tenho viajado bastante nos últimos anos. Sempre gostei, mas de uns tempos para cá intensifiquei esse *hobby*. A partir de 2007, visitei alguns dos principais destinos turísticos no Brasil – com exceção de Fernando de Noronha e Amazônia, que ficaram pendentes na minha lista. No início de 2012 passei três meses estudando inglês na África do Sul, em 2013 fui aos EUA e a partir de 2008 estive em quase todos os países da América do Sul, do norte da Colômbia ao sul do Chile. Tentei percorrer a trilha de Machu Picchu com alguns amigos, em 2010, mas dessa vez eu realmente exagerei, percebi que não conseguiria e desisti logo no primeiro dia.

Acompanhei o grupo durante todo o trajeto, sempre a cavalo ou de carona, me achando o pior perdedor do mundo e me jogando todas as pragas imagináveis por não ter conseguido alcançar meu objetivo e completar a trilha. Hoje percebo que fui um completo imbecil por ter ido e tentado fazer aquele caminho a pé. Não me entendam mal: acho legal essa história de "testar meus limites", mas bom senso nunca é demais e eu deveria ter aceitado que aquilo não era mais para mim.

Minha família ficava receosa nessas viagens, especialmente quando ia sozinho e me hospedava em *hostels*[5], mas eu gostava porque acabava conhecendo muita gente nesses lugares. Também tinha medo de que algo acontecesse e eu estivesse sozinho, mas houve um único problema, que relato a seguir.

Na África do Sul eu saltei no maior *bungee jump* do mundo, escalei a *Table Mountain* e mergulhei com tubarões brancos, mas por pouco não acabei com minha viagem logo na primeira semana: perdi o equilíbrio na rua e sofri uma queda, tive uma séria fratura na mão esquerda e quase voltei para casa, porque os médicos de lá quiseram me operar. Tirei fotos das radiografias, mandei para um dos meus primos, que é ortopedista, e ouvi o seguinte diagnóstico: "É '*um Bennett*'[6]. Precisaria examinar melhor, mas essa fratura é tratada cirurgicamente em quase todos os casos. Se você não operar, ela vai se consolidar e, se não estiver na posição correta, pode doer pelo resto da sua vida".

---

[5] Albergues.
[6] A chamada *Fratura de Bennett* ocorre quando há uma ruptura na base do polegar.

Fiquei com uma dúvida tremenda, passei vários dias perguntando a todos o que fariam naquela situação, um desespero gigante, pois simplesmente não conseguia decidir se deveria voltar e jogar pela janela todo o investimento e as expectativas da viagem, ou ficar e assumir o risco de passar o resto da vida com dores na única mão que ainda funcionava. Essa agonia perdurou por muito tempo, até que percebi o óbvio: se fosse voltar, já deveria tê-lo feito há semanas, agora era tarde e já não faria diferença estar no Brasil ou na África.

Mesmo sem querer, ou até por isso, já havia tomado minha decisão.

Usei a tal luva ortopédica que me deram durante os três meses que fiquei na África do Sul, mesmo com os médicos tendo dito que quatro semanas seriam suficientes. A luva aparece em quase todas as fotos que tirei por lá, e felizmente a fratura acabou se consolidando de uma maneira que, hoje, eu raramente sinto alguma dor no local.

Duas mudanças marcantes na minha personalidade podem ser observadas nesse episódio. A primeira é que passei a me atrever muito mais a fazer as coisas. Antes, jamais pularia em um *bungee jump* ou mergulharia com tubarões brancos – não gostava nem de montanha russa, imagine dessas coisas mais ousadas. Passei a me arriscar mais, ser mais corajoso, sentir menos medo. E, por isso, também passei a me colocar em perigo em alguns momentos, situações que eu poderia ter evitado se tivesse pensado melhor.

A segunda mudança é que, para mim, tornou-se extremamente difícil tomar qualquer decisão, seja sobre uma coisa séria e que normalmente requer uma avaliação bem criteriosa (como no caso da fratura, em que tive que optar entre voltar para casa ou assumir o risco de passar a vida com dores), seja para situações simples do dia a dia, como escolher a roupa ou um prato no restaurante. Funciona mais ou menos assim: se estou na dúvida, ajo impulsivamente ou dificilmente consigo fazer qualquer escolha.

Isso também está relacionado a meu problema na memória de curto prazo. Por mais ridículo e simplista que possa parecer, esse é o círculo vicioso que costumo entrar: se estou comparando duas ou mais situações para fazer uma escolha, nem sempre me lembro claramente dos prós e contras de uma opção quando já estou analisando a seguinte; quando me dou conta disso, volto a pensar na anterior – e novamente acabo esquecendo a próxima.

De fato, frequentemente me pego rabiscando uma *tabelinha* com os pontos positivos e negativos de uma situação, para que possa compará-la a outros cenários e fazer minhas escolhas com mais segurança.

Por causa dessa dificuldade em tomar decisões, aliás, peguei o costume meio inconsciente de sempre "acompanhar" as escolhas das pessoas, seja decidindo onde almoçar, optando pelo filme do cinema ou o local do *happy hour*, por exemplo. Eu nem percebo, isso acontece naturalmente, como se a sugestão que eu acabara de ouvir fosse a melhor ideia do mundo. Seria muito cômodo, e fácil, tratar essa questão simplesmente como preguiça de pensar ou falta de personalidade, mas o fato é que se torna bastante difícil escolher quando estou diante de mais de um caminho a seguir. Isso acaba tendo efeitos negativos e causando enormes prejuízos também em minha vida profissional, uma vez que afeta, de maneira semelhante, minha capacidade de planejamento e programação de prazos, entre outras atividades inerentes ao meu trabalho.

Minha mãe dedicou-se integralmente a me ver em pé. Minha irmã fez um diário minucioso de quando estive no hospital, e é graças a ele que agora posso contar muitas destas histórias. Ela, aliás, foi a responsável por realizar os curativos e o tratamento de minhas escaras. Tomou gosto pela coisa, formou-se em Enfermagem em uma faculdade de São Paulo e passou a trabalhar na Secretaria de Saúde da prefeitura do município do Guarujá – *"tudo graças à minha bunda"*, como sempre faço questão de lembrá-la.

Muitas pessoas auxiliaram em minha recuperação. Muitos torceram por mim, rezaram, ajudaram minha família – e eu sei quem são todas essas pessoas, assim como elas sabem que eu sempre serei grato por tudo. Devo ter *enchido o saco* de muita gente, fiquei chato *pra* burro, mas mesmo assim eles sempre estiveram comigo.

Existe uma expressão muito utilizada por aqueles que passaram por um trauma semelhante ao meu, dizendo que "a vida se divide em antes e depois do acidente". É *chover no molhado*, mas também é impossível ser mais verdadeiro.

Acredito que possa resumir toda essa história dizendo que, antes da lesão, eu era um cara muito mais agradável e divertido, agitado e disposto. Por outro lado, para ser franco, meus níveis de empatia emocional e compassiva em relação a outras pessoas nunca foram muito altos. Sempre fiz amigos facilmente, me dei bem com Deus e o mundo, mas, na hora de me colocar no lugar dos outros, acho que acabava fugindo dos problemas.

Após a lesão, fiquei sem muita paciência, um pouco mais metódico, até mesmo deslocado em algumas situações. Apesar disso, não tenho muitas dúvidas de que me tornei um cara mais humano e compreensivo, com mais satisfação pessoal em sentir-me útil e ajudar ao próximo.

Ou não. Olhando bem de perto, o que mudou pode não ser pelo fato de que sofri uma lesão no cérebro, mas simplesmente porque esteja ficando mais velho.

Seria o tal *amolecimento natural da idade*.

C'est la vie.

Meu Cérebro Mudou

Uma curiosidade que notei, em muitos relatos sobre os acidentes que causaram um TCE, é que eles aconteceram em alguma data especial para a vítima.

Eu bati o carro indo a uma festa em comemoração de meu aniversário. Uma garota, que participa ativamente do blog, sofreu um acidente a caminho de sua universidade quando ia entregar seu trabalho de conclusão de curso (e um carro simplesmente despencou sobre o seu, caindo de uma via elevada), enquanto outra pessoa, também do blog, acidentou-se em plena véspera de Natal.

Já a Fernanda foi a Uberaba/MG para o baile de formatura de sua irmã mais nova, em janeiro de 2007. Na tarde do dia seguinte, sofreu um grave acidente automobilístico quando retornava à sua cidade, Jundiaí/SP, na companhia de seu marido e de sua outra irmã, a "do meio", que aproveitara a carona.

Fernanda permaneceu entre a vida e a morte por cerca de um mês. Durante a internação, seus familiares foram orientados a não relatar que, no acidente, haviam falecido sua irmã e seu marido, dizendo que eles estavam em recuperação em outro hospital. Ela só soube do que realmente tinha acontecido quando recebeu alta médica – e, segundo a própria Fernanda, foi essa mentira que lhe deu forças para atravessar aquele longo e difícil período na UTI.

Fraturou 11 costelas, ombro e quadril; pneumotórax e hemotórax[7]; traumatismo cranioencefálico e lesão axonal difusa. Luto.

Levando tudo isso na bagagem, Fernanda voltou para a casa de seus pais, em Catalão/GO, para enfrentar o início de seu processo de recuperação. Depois, já em São Paulo/SP, ela realizava parte de seu tratamento no Centro Paulista de Neuropsicologia (CPN), participando de um grupo de reabilitação cognitiva para adultos com lesões encefálicas adquiridas, quando em uma das reuniões, em 2012, surgiu a ideia da criação do blog *Meu Cérebro Mudou*.

Pouco tempo depois de criado o blog, o grupo se desfez e só voltou a se reunir em meados de 2013, com alguns participantes a menos e outros a mais – entre eles, como veremos mais adiante, este que vos escreve. Durante esse tempo entre os dois grupos, porém, a *Fê* resolveu assumir sozinha a condução do projeto do blog, mantendo esse canal de encontro e troca de informações entre pacientes, familiares e profissionais.

Não são tantas as oportunidades que temos para fazer a diferença na vida de alguém. Seguindo em frente com o blog, a Fernanda aproveitou a dela.

No segundo semestre de 2013, eu não estava em uma época das mais bem resolvidas em relação às lesões. Tinha a impressão de que já haviam se estabilizado, no sentido de que não haveria mais progressos significativos dali em diante.

Pensava que só restaria me conformar, de uma vez por todas, de que nunca mais seria o mesmo *Franzinho* de antes.

No dia 16 de outubro de 2013 o acidente completou oito anos. Aproveitando o simbolismo da data, levei para um neurologista alguns exames que ele mesmo tinha pedido algumas semanas antes, quando fui à procura de um novo profissional para acompanhamento da evolução de minhas lesões neurológicas – esperando alguém que me dissesse que, sim, ainda haveria alguns parafusos a apertar em minha *cachola*.

---

[7] O acúmulo anormal de, respectivamente, ar e sangue no espaço pleural.

No passado, quando perguntava por explicações querendo entender o que estava acontecendo comigo, quase sempre ouvia que "ainda é muito recente" e que "o cérebro humano é cheio de surpresas", que eu deveria ter paciência e esperar.

Tenho muita curiosidade para entender as mudanças que aconteceram – para pior e para melhor. Por isso, redigi uma lista das diferenças que sinto entre o que eu era antes e o que sou atualmente, juntei as imagens da última ressonância magnética, entreguei para o médico e perguntei:

– E aí, o que dá para colocar na conta do acidente, e o que vai na conta da idade?

Foi um pouco frustrante perceber que o discurso havia diametralmente mudado: não podiam prever muitas coisas, no começo, pois tudo era bastante recente; agora, depois de tanto tempo, as lesões no meu cérebro já estavam cicatrizadas e a ressonância não mostrava muita coisa.

Voltei para casa muito chateado. À noite, comecei a procurar mais sobre TCE na internet, coisa que há anos não fazia, até que encontrei o blog *Meu Cérebro Mudou* e, enfim, algo que poderia me ajudar.

Li e gostei bastante, senti como se um novo mundo se abrisse diante de mim. E eu, que há anos me sentia o *esquisito da turma*, que mal conseguia amarrar os próprios sapatos, descobri que existem muitas outras pessoas que enfrentam as mesmas dificuldades e angústias.

Não sei se consigo me expressar muito bem com as seguintes palavras, mas vou tentar: perceber que não estou sozinho me trouxe uma sensação de paz como pouquíssimas outras vezes já havia experimentado em minha vida. Recomendo fortemente às vítimas de lesões cerebrais que procurem outras pessoas em situações semelhantes, para que possam conversar e trocar experiências e aprendizados – ou seja, para que tenham a mesma sensação de pertencimento que eu experimentei quando conheci outros pacientes.

Conhecendo outras vítimas de TCE, também pude reconhecer o quanto me recuperei. Percebi que a coisa poderia ter sido bem pior, diminuindo sensivelmente a cobrança que eu mesmo me fazia – me dei conta de que o que é não conseguir escrever com a mão direita para quem antes não limpava a própria a bunda?

Depois, passada a surpresa inicial, comecei a me achar extremamente egoísta por ter um dia pensado que "era o único no mundo a sofrer com esses problemas". Hoje me parece óbvio que mais gente tenha sofrido essa lesão, mas jamais havia conhecido outras vítimas de TCE e me achava o *único*, no sentido de ser um "estranho no ninho".

Sim, sabia do Ayrton Senna, mas ele faleceu no mesmo dia do acidente e, com todo respeito, não servia como parâmetro.

O blog *Meu Cérebro Mudou* – ou apenas *MCM*, para os íntimos – surgiu em 2012 por iniciativa de um grupo de pacientes vítimas de lesões cerebrais, que se reuniam no CPN. Cresceu rapidamente e atingiu um grande público em diversos países do mundo: além do Brasil, a maioria óbvia, o contador de acessos marca milhares de visitas de dispositivos localizados nos EUA (o segundo com mais registros), Itália, Espanha, França, Alemanha, Reino Unido e Japão; de países de língua portuguesa como Portugal, Angola, Moçambique, Cabo Verde e Timor Leste; e de lugares improváveis como Iraque, Benin, Aruba, Islândia e Filipinas.

Achei a ideia desse blog algo absolutamente genial. Seguramente, ele já deu e continua dando bastante apoio às pessoas que, na realidade, são as que mais sofrem quando acontecem essas lesões, ao menos durante as primeiras semanas: amigos e familiares.

Com o sucesso do blog, e seguindo a tendência da internet, foi criado o canal *Meu Cérebro Mudou*, no YouTube, em que são entrevistados médicos, neuropsicólogos e pacientes vítimas de lesões encefálicas adquiridas, tornando-se, assim, uma versão multimídia de tudo aquilo que é publicado.

No diário que escreveu enquanto eu estava no hospital, minha irmã relata a apreensão e o medo das pessoas que estavam do lado de fora da UTI. Sofriam ao pensar nas dores que eu pudesse estar sentindo, que talvez eu estivesse vendo tudo aquilo sem entender ou, ainda, que eu jamais pudesse acordar, entre outras aflições.

Minha mãe me conta sobre esses pensamentos e não sei se acredita em minha resposta, mas juro que estou sendo muito sincero: tenho dó é dela, porque eu, *lá dentro*, não tinha absolutamente consciência alguma. Nada.

Claro que depois que acordei e saí do hospital a coisa mudou, mas na UTI eu abria os olhos, até balbuciava alguma coisa ou respondia a estímulos, mas honestamente não sei se já entendia alguma coisa ao meu redor.

No *MCM*, conheci outras pessoas que também haviam sofrido um trauma parecido ao meu. Conseguia me enxergar em quase todas as histórias que lia, com mais ou menos detalhes em comum.

Antes, geralmente mais por compaixão que por conhecimento, muita gente me "consolava" dizendo que *"poderia ser pior, né?"*, no que eu respondia *"e também poderia ser melhor"*; ou exclamavam *"nossa, Fran, você está superbem!"*, e eu devolvia, implacável: *"você vê as pingas que eu tomo, mas não os tombos que eu levo"*.

Fiz isso várias vezes e constrangi muita gente, pois não eram as respostas que esperavam. A verdade é que sempre detestei a ideia de que alguém pudesse ter pena de mim.

Depois que conheci o blog, passei a me nortear por uma frase bem simples, que falo para alguém quase todos os dias: *cada um sabe onde o calo aperta*. Respeito absolutamente todas as queixas que escuto em relação a lesões cerebrais – mesmo quando para mim, se estivesse naquela situação, elas não tivessem tanta importância.

Percebi que poderia colaborar e dar algumas dicas sobre como foi atravessar esse período tão complicado dos primeiros anos após a lesão. Isto é, passar de uma pessoa que queria ajuda para alguém que quer ajudar.

Minha família não contou com qualquer literatura sobre o TCE que não fosse voltada à área médica: simplesmente não existia esse material, ao menos não em português. Por isso, decidi escrever sobre as coisas que eu gostaria de ter lido depois que saí do hospital, talvez até para que os outros saibam que não estão sozinhos, como, *mimimis* à parte, durante muito tempo eu imaginei que estivesse.

Anos atrás, estava em uma aula e a professora perguntou se esperávamos que nossos filhos fossem como nós. Um a um, os alunos responderam que sim, mas chegou a minha vez e eu disse que não. "Não?". "*Não. Eu espero que eles sejam melhores que eu*".

Pois é bem por aí. O que eu quero é que todos aqueles que sofreram uma lesão encefálica adquirida sejam melhores que eu.

Contem comigo.

Centro Paulista de Neuropsicologia – CPN

Dois ou três dias após publicar minha história no *Meu Cérebro Mudou*, recebi uma mensagem da Fernanda em meu e-mail pessoal. "*Que chique!*", pensei, "*Mal cheguei e já recebo mensagem da* 'patroa' *do negócio*". Trocamos telefones e, logo na primeira chamada, já ficamos por mais de uma hora conversando.

Como uma exceção àquela regra de que costumo ter uma péssima impressão inicial daqueles que vêm a se tornar meus grandes amigos, meu santo bateu imediatamente com o da *Fê*. Desde nossa primeira conversa em diante, sempre nos demos muitíssimo bem, nos falamos com frequência e sua amizade é uma das bençãos que a lesão me trouxe. Em uma entrevista que fez comigo para o canal *Meu Cérebro Mudou*, no YouTube, demos *tanta* risada, e falamos *tanta* besteira, que mais parecia uma esquete de humor.

Aliás, essa foi a segunda entrevista, pois a primeira, marcada em minha casa, não foi gravada porque, simplesmente, ela se esqueceu de ligar a câmera – conversamos por quase duas horas até que ela notasse o "probleminha".

Naquela primeira mensagem que me enviou, Fernanda me contou sobre um grupo terapêutico de que participava, do qual teria se originado a ideia do blog, e que se reunia semanalmente em São

Paulo, no bairro da Vila Clementino, região da Vila Mariana. Fui convidado a participar de uma reunião, o que aceitei prontamente.

O Centro Paulista de Neuropsicologia funcionava em um sobrado localizado em uma pequena rua próxima ao Hospital São Paulo, na zona centro-sul da capital paulista. Surgiu em 1998 com a criação do Reab, um serviço de reabilitação cognitiva para adultos com lesões encefálicas adquiridas. Sob coordenação do Prof. Orlando Bueno, e apoio financeiro da Associação Fundo de Incentivo à Pesquisa (Afip), o serviço era sediado no Departamento de Psicobiologia da Universidade Federal de São Paulo – Unifesp. No ano de 2000, agregou-se ao CPN o Serviço de Atendimento e Reabilitação ao Idoso, o Sari, que desenvolvia atividades de avaliação, reabilitação e pesquisas em envelhecimento cognitivo. Por fim, em 2003, foi criado o Núcleo de Atendimento Neuropsicológico Infantil (Nani), serviço destinado ao atendimento de crianças.

Cheguei à minha primeira reunião no CPN com certa insegurança. Tinha sido uma surpresa *saber*, por meio do blog, que existiam outras vítimas de TCE, mas seria a primeira vez que *veria* outros pacientes que sofreram uma lesão encefálica adquirida.

Fui recepcionado pela Fernanda, que me apresentou aos demais integrantes do "grupo", como eram genericamente chamadas as reuniões. Conheci diversas pessoas que eu poderia, tranquilamente, ver na fila do cinema e nem de longe desconfiar que sofreram uma lesão no cérebro; da mesma forma, identifiquei pacientes que possuem importantes prejuízos na fala, na autocrítica e na deambulação, entre outras sequelas.

A reunião começou com a neuropsicóloga e coordenadora de pesquisa do CPN, professora Beatriz Baldivia, propondo algum determinado tema, ligado às lesões encefálicas, para que fosse discutido por todos. A sequência de participação não era como a de outros grupos de ajuda, como os "Anônimos" – Narcóticos (NA), Alcoólicos (AA) etc. –, em que cada um fala ordenadamente e sem ser interrompido; ao contrário, as pessoas se atropelavam e debatiam sobre seus problemas, muitas vezes em uma certa *catarse* criada pelos seguidos *"Eu também!", "Acontece comigo!"* e *"Puxa, eu sou igual!"*.

Permaneci frequentando o CPN, semanalmente, durante cerca de dois anos. Precisei deixar de comparecer ao grupo, de forma regular, por conflitos de datas e horários com meus compromissos profissionais, mas algumas vezes eu sentia falta daquele acolhimento, *matava* a tarde de trabalho e aparecia de surpresa em alguma reunião.

Foi em uma dessas escapadas, aliás, que conheci minha esposa: ela é psiquiatra, à época trabalhava no Hospital São Paulo e, depois de uma reunião do grupo – quando, aliás, gravamos uma reportagem sobre lesões cerebrais para a RedeTV –, nos esbarramos pela primeira vez em um café das redondezas. Ela costuma dizer que "nos conhecemos graças ao CPN", no que eu respondo com uma brincadeira, de péssimo gosto, de que na verdade nos conhecemos foi graças àquele ônibus de 2005.

Uma ideia antiga do CPN era a criação de uma associação civil que representasse e desse voz às vítimas de LEA. A intenção era de que fosse gerida pelos próprios pacientes e familiares, mas, durante muitos anos, isso esbarrou nas dificuldades particulares enfrentadas por esses "gestores": se os pacientes lutavam para gerenciar a própria vida, tarefa que, frequentemente, acabava delegada exatamente a seus familiares próximos, como todos eles conseguiriam tempo e energia para assumir uma responsabilidade desse tamanho?

Esse dilema durou até que um paciente, advogado, iniciou seu tratamento no CPN, conheceu o projeto e resolveu colocar a mão na massa. A associação foi tomando corpo, redigiu-se a ata de fundação, foram realizados os trâmites cartoriais e ela finalmente ganhou um nome: Associação Brasileira de Lesão Encefálica Adquirida – Abralea.

As missões da Abralea, uma organização sem fins lucrativos, compreendem "disseminar conhecimentos e informações sobre as lesões encefálicas adquiridas", "formar profissionais, especialmente neuropsicólogos, capazes de avaliar e reabilitar pacientes" e "criar grupos de apoio a vítimas de LEA".

Oficialmente criada, mas ainda sem qualquer atuação, teve sua apresentação pública no final de 2019, durante o simpósio anual que o CPN realizava para divulgar informações e estudos sobre as lesões encefálicas. Nesse evento, os diretores eleitos da Abralea, pais de uma vítima de TCE, surpreenderam e emocionaram os presentes ao anunciarem a doação de uma sala comercial à associação.

Localizada em região próxima à avenida Paulista, no coração de São Paulo, a sala foi recebida completamente reformada, decorada e mobiliada, pronta para uso. Mas "a vida..." – como diria um tal *Joseph Climber* – "... é uma caixinha de surpresas": quando a pandemia de Covid-19 agravou-se no Brasil, o planejamento dos trabalhos na Abralea ainda era incipiente.

Para piorar, cerca de três meses após o início da quarentena, o atendimento no CPN foi definitivamente encerrado, deixando *órfãos* dezenas de pacientes que estavam em tratamento ou que aguardavam na fila para atendimento.

Lembro-me claramente desse dia. Estava em *home office*, sabia que haveria uma reunião virtual do grupo do CPN, resolvi fazer uma surpresa e participar. Entrei na videoconferência ligeiramente atrasado, enquanto a Daniella Landucci, uma das neuropsicólogas do grupo, explicava algo que não entendi imediatamente, mas que, a julgar pela expressão facial dos demais, não parecia ser muito agradável – ao contrário, a tristeza era enorme e generalizada. A Dani passou a palavra à Silvia Bolognani, também neuropsicóloga e integrante do CPN desde o início, que chorou e explicou as razões do encerramento das atividades, a maioria delas de ordem financeira.

Passado o *luto* inicial, havia o consenso de que era necessário seguir adiante. Realizou-se um trabalho de ajuste de rota para a associação, pois seria preciso, além de atender às missões iniciais da

Abralea, absorver os pacientes que ficaram sem acompanhamento pelo CPN, incluindo sua fila de espera. As salas de atendimento foram adaptadas para que os neuropsicólogos em formação, da própria associação e supervisionados pelas três professoras – Bia, Silvia e Dani –, realizassem as avaliações neuropsicológicas dos pacientes na fila.

A recriação dos *grupos*, nos moldes daqueles que existiam no CPN, está no planos da diretoria da Abralea e é ansiosamente aguardada por muitos pacientes – inclusive eu, que, ao me lembrar das palavras da Dani e das lágrimas da Silvia naquela última reunião, mal posso esperar para novamente presenciar toda aquela *bagunça organizada* dos nossos encontros.

ANTES QUE EU ME ESQUEÇA, VAMOS FALAR DA MEMÓRIA

Aquela que sempre está por perto, fazendo-se presente e se dizendo à disposição, mas que não hesita em dar no pé quando mais preciso dela: essa é a *pilantra* da minha memória, que, como relatei anteriormente, representa minhas maiores dificuldades.

No entanto, antes de começar a explicar quais são os meus parafusos que ficaram soltos, é necessário fazer uma distinção entre os *tipos de memória*.

Possuímos dois sistemas de memória que funcionam de maneira independente: a memória de *curto prazo*, responsável pela manutenção e manipulação temporária das informações, também conhecida por memória de *curta duração*, *operacional* ou *de trabalho* (mas que podemos chamar também de "*memória do 'aqui e agora'*", para ficar mais claro e didático); e a memória de *longo prazo*, que faz a gente aprender, guardar e lembrar uma informação. Esta última ainda pode ser subdividida em função da maneira como a informação é recordada: memória *episódica*, *semântica*, *processual* e de *representação perceptual* ("priming").

A memória do "*aqui e agora*" é de fácil absorção e de acesso rápido, mas na qual as informações não duram mais que alguns instantes. É aquela que a gente usa, por exemplo, para decorar a placa do carro de aplicativo enquanto ele não chega, ou para seguir as instruções dadas por alguém na rua quando perguntamos como chegar a um tal lugar – "*vire na segunda à direita, depois na primeira à esquerda após o posto de gasolina*". Depois que usamos essa informação guardada pela memória de curto prazo, ela desaparece de nossa cabeça.

A chamada *memória episódica* é a mais conhecida, no sentido de que comumente nos referimos a ela quando dizemos que alguém *perdeu a memória*. Nela, ficam guardadas todas as nossas experiências de vida, tudo o que nos aconteceu até hoje.

Minha memória episódica mostra-se perfeitamente encaixada naquele exemplo do "livro com as páginas faltantes", que mencionei em outro capítulo: sou capaz de lembrar-me nitidamente de minha primeira ida ao *Playcenter*, mas só sei que estive em Fortaleza/CE porque vi as fotos. Em outras palavras, nesse "meu livro da memória" ainda estão as páginas da visita ao parque de diversões, nos anos 80, mas não mais as de 2000 em Fortaleza.

A *memória processual* é aquela que ainda me permite lembrar como se usa um abridor de latas, se dirige um automóvel ou se faz um nó de gravata, tendo ficado completamente preservada tal qual minha *memória semântica*, responsável por armazenar nosso conhecimento traduzido em palavras – ou seja, ainda sei que uma *árvore* é uma *árvore* e que um *cachorro* é um *cachorro*. Uma paciente, que conheci nas reuniões do CPN, possui problemas com relação a esse tipo de memória semântica, especialmente no que diz respeito às formas dos objetos: para ela, é provável que a palavra "*quadrado*" remeta ao formato de um pneu, por exemplo.

A *memória priming*, também chamada de *memória de representação perceptual*, é exatamente a que eu me refiro quando digo que me lembro de algumas coisas mediante algum estímulo. Tem sido extremamente eficaz nesse meu processo de recuperação das demais lembranças, como disse anteriormente, pois me permite recuperar algumas memórias do passado somente ao ouvir um ruído ou ver uma foto, por exemplo.

Falando nisso, lembram-se de quando disse que "*sei que estive em Fortaleza porque vi as fotos*"? Pois bem, nesse caso, ainda não me *lembro* de que fui a Fortaleza, apenas *sei* que já estive lá, conforme demonstram as fotografias. Desta forma, note que a *memória priming* não funciona o tempo todo e para qualquer lembrança; porém, ela serve para recuperar diversas informações por meio de algum estímulo, muitas vezes de maneira improvável – o cheiro de cola de sapateiro, por exemplo, me lembra de diversos momentos dos meus tempos de jogador de handebol, pois utilizávamos esse produto nas mãos para maior aderência à bola.

Aquela mesma pessoa que confunde a forma dos objetos me disse, certa vez, que "*a memória é um processo secundário à atenção*". Ela está absolutamente correta, pois dificilmente memorizamos algo ao qual não estamos atentos. Porém, como explicar aqueles casos aos quais dedicamos total atenção e que, mesmo assim, simplesmente fogem da nossa cabeça?

A resposta, talvez, seja identificando e nomeando um novo problema relacionado à memória: o acesso às lembranças. Ao contrário do que muita gente pensa, e do que eu mesmo acabo sugerindo quando comento o assunto, acho que na prática a maior dificuldade nem esteja tanto em *reter* novas informações, mas sim em *recuperá-las*. Na maior parte das vezes em que tenho problemas com a memória, demoro um bom tempo para me recordar de algo, me canso e acabo desistindo; mas, se insistir bastante, talvez até fazendo algumas pausas para descanso entre as tentativas, provavelmente consiga me lembrar. Isso mostra que em algumas vezes a informação já está aqui dentro da minha cabeça, a dificuldade está em encontrá-la rapidamente.

Obviamente, isso não atenua a questão da retenção de memórias ou faz com que a abordagem ao problema seja tão diferente. Porém, essa é uma dificuldade bastante importante, que diminui minha capacidade de reação e iniciativa diante dos problemas, especialmente aqueles que requerem alguma resposta imediata.

Devido a esses meus lapsos de memória, e para qualquer emergência que pudesse acontecer, cheguei a carregar no pescoço durante um bom tempo uma placa militar de identificação (as chamadas "*dog tags*"), que levava gravados meu nome, endereço, contatos de emergência, cirurgias que sofri e algumas indicações médicas, como, por exemplo, a de evitar uma nova intubação traqueal. As *dog tags* são discretas, custam pouco e existem diversas opções à venda na Internet.

Naquele acidente da África do Sul, quando caí, fiquei desacordado na calçada e uma ambulância me levou ao hospital, foi interessante saber que, mesmo com as informações em português, os médicos entenderam que eu já tinha um histórico clínico e o levaram em consideração ao solicitar uma bateria de exames adicionais.

Como mencionei anteriormente, tenho a sensação de que minha capacidade de memorização diminui cada vez mais. Entretanto, isso também pode estar ligado ao fato de que cada vez tenho mais coisas para lembrar.

Acho que é o caso daquele nosso armário de tranqueiras, em que jogamos tudo aquilo que não sabemos onde guardar: sapatos e roupas velhas, canetas e miudezas em geral, ferramentas, guarda-chuva, cartas do banco, entre outros badulaques. No começo, quando as gavetas ainda estão vazias, é fácil encontrar qualquer objeto, por menor que possa ser. Com o tempo, com quanto mais coisas jogamos no meio daquela bagunça, mais trabalho teremos para localizar algo específico.

Nesse ponto é que as técnicas de memorização podem nos auxiliar, pois seria como colar uma etiqueta de identificação em cada gaveta daquele armário.

Barbara A. Wilson, uma das maiores autoridades mundiais em reabilitação neuropsicológica, em seu livro *Reabilitação da memória: Integrando Teoria e Prática* (2009), cita 44 estratégias funcionais para atenuar os problemas de memória em vítimas de uma lesão encefálica adquirida.

A ideia é que o paciente identifique quais dessas técnicas mais se encaixam em sua vida, passando a praticá-las de maneira que se tornem automatizadas ao longo do tempo – podendo, inclusive, contar com ajuda profissional de um terapeuta para esse trabalho.

Uma estratégia bastante recomendada por outros pacientes é a utilização de uma *agenda semanal* para anotação das atividades. O objetivo dessa agenda é permitir a visualização completa dos compromissos semanais, possuindo, preferencialmente, a representação dos sete dias da semana em duas páginas – ou seja, com a agenda aberta, é possível consultar todos os compromissos daquele período.

O ideal é que haja um horário diário fixo, preferentemente o de menos desgaste para o paciente, definido como "a hora da agenda": nesse momento, serão atualizadas as informações sobre o progresso das tarefas e consultadas as pendências do dia.

Como disse anteriormente, possuo hemiparesia à direita e nasci destro, de modo que escrever com mão a esquerda não é lá uma das minhas tarefas preferidas – embora já esteja bem mais habituado que no início. Dessa forma, ao invés da agenda semanal, utilizei um recurso tecnológico ao alcance de muitos: o *smartphone*.

Com diversas opções no mercado, para os mais variados bolsos, é possível ter um aparelho que sirva, ao mesmo tempo, como agenda de compromissos, bloco de anotações, alarme, calculadora, dicionário, agenda de telefones, gravador de voz, GPS e mapas, além de outras facilidades.

Servem até para telefonar.

Conta-gotas

Certa vez, a neuropsicóloga Beatriz Baldivia usou a expressão "memória a conta-gotas" referindo-se a como passaram a funcionar as nossas lembranças – nós, pacientes, que levamos esse *chacoalhão na cuca*.

Genial. Traduziu com exatidão o que muitas vezes acontece quando tento me lembrar de algo ou contar uma história qualquer: é como se as memórias surgissem recortadas em vários pedacinhos.

Aliás, a frase completa dita pela Bia foi algo como "... *nós costumamos dizer que vocês têm a memória a conta-gotas...*", e esse "nós costumamos" entrega que já é um fato conhecido, estudado, real.

Em outras palavras, era mais um motivo para eu não me sentir mais o *esquisito da turma*.

Gosto de fazer analogias para explicar minhas dificuldades. Sempre imaginei que, assim, seria mais fácil para as pessoas entenderem o que acontece comigo – até porque seria impossível perceber algo errado só de olhar para mim.

A primeira analogia que criei foi comparando a memória a uma linha contendo vários cortes: eu posso me lembrar do comecinho, perco um pedaço, volto a me lembrar mais para adiante, outro corte... por aí vai.

Depois pensei em outra potencialmente mais lúdica – ou, ao menos, mais legal: é aquela que cito em capítulos anteriores, em que digo que minha vida é como se fosse um livro com algumas páginas arrancadas, no qual leio o começo da história, perco alguns capítulos, continuo a leitura e torno a perder outros mais para frente.

Talvez nessa última analogia fique ainda mais claro para as pessoas que, quando digo que "perdi a memória", não significa que não me lembre de qualquer coisa que ocorreu antes de um dia "d", hora "h". É meio estranho, mas às vezes posso me lembrar dos nomes de meus amiguinhos da quarta série, mas não dos meus colegas de trabalho que vejo diariamente; ou responder, quando perguntado, o endereço de onde nasci e cresci, ao invés de informar o atual – isso é verdade e aconteceu duas vezes: a primeira exatamente quando saí do hospital, após a alta médica, e a última em um táxi, mais de uma *década* após a lesão.

Nesse dia em que saí do hospital, um amigo foi me buscar e, já no carro, fui indicando para ele como dirigir até o local onde supostamente eu morava – mas, no caso, o caminho que eu mostrava era para o primeiro apartamento em que vivi, não para onde então residia. Em pouco tempo, meu amigo se deu conta, percebeu que eu não estava batendo bem das bolas e confirmou o endereço com a minha mãe.

De qualquer forma, vou driblando alguns desses problemas de memórias de curto prazo sem grandes dramas. Digo mais: até me divirto com eles, pedindo *"calma, um ônibus passou em cima da minha cabeça"* ou avisando que *"tenho a memória de um peixinho Beta"*. São desculpas esfarrapadas, mas pelo menos enquanto não chamar minha esposa pelo nome de minha primeira namorada, devem sempre funcionar.

Por outro lado, existem outros problemas referentes à memória que são bem mais complicados e me incomodam muitíssimo mais, especialmente quando o conceito de "conta-gotas" acaba não se aplicando e as lembranças desaparecem completamente de minha cabeça. Isso pode acontecer tanto com fatos recentes, quanto com aqueles que já são do passado, como uma viagem que realizei, um encontro com os amigos ou alguma reunião de trabalho, por exemplo.

Quando digo que não me lembro de algo, nem sempre é o mesmo esquecimento que acontece com alguém "normal", e é isso que pode confundir as pessoas. Por exemplo, quando alguém percebe que deveria ter pagado uma conta há três dias, normalmente sabe que:

1. A obrigação existia (ou seja, a conta deveria ter sido paga);
2. Tinha prazo (no caso, vencera há três dias);
3. Essa ação não foi realizada.

Existem variantes para que tal situação aconteça, como se confundir sobre o vencimento da conta ou não se lembrar se ela já foi paga ou não, mas abstraia esses fatos, por favor, pois eles não são importantes agora. O ponto aqui não é que eu tenha me esquecido de pagar a conta, mas, simplesmente, que havia a tal conta para pagar. Ela sumiu da minha cabeça e é como se jamais tivesse existido, às vezes mesmo quando volto a vê-la.

Percebem a diferença?

Fiquei irritado com muita gente no começo de tudo, pois achava que estavam me sacaneando ao dizer coisas que, para mim, nunca ocorreram – pensava que estavam se aproveitando do meu problema. Com o tempo, porém, fui percebendo minha dificuldade e procurando investigar melhor as coisas antes de julgá-las, encarando com mais "humildade" esses episódios de branco total.

Entre todas as técnicas de memória que conheço, muitas já citadas anteriormente, a principal e que mais me ajudou é a "associação". O tempo todo me pego associando as coisas que não posso esquecer, pois aprendi que essa é uma forma muito eficaz de recordá-las. Não é qualquer associação que funciona: ela tem que ser o mais improvável e esquisita possível.

Por exemplo, não sei por quanto tempo me lembraria de uma nova vizinha se chamasse, sei lá, "Mônica". Poderia relacioná-la a uma colega de trabalho ou, talvez, à mãe de algum amigo que tem o mesmo nome, mas essas associações seriam muito "normais", muito "comuns" para que eu pudesse gravar. Por outro lado, se a associo à Mônica do gibi, inclusive imaginando-a baixinha, dentuça, gorducha, usando um vestido vermelho e segurando um coelhinho azul de pelúcia, bem, seria algo diferente e tenho certeza de que não me esqueceria tão facilmente.

É sério, podem tentar.

É claro que tudo isso tem "prazo de validade". Dificilmente me lembro de algo depois de algumas semanas, mesmo com a associação – apesar de que, nesse exemplo da vizinha, acabaria memorizando o nome *por repetição*, ao vê-la frequentemente. Em todo caso, a técnica é extremamente útil no dia a dia e estou o tempo todo fazendo associações entre as coisas, de modo que ela já se tornou um hábito, um costume.

Além da associação, existem diversos outros truques para auxiliar a memória, cabendo ao próprio paciente identificar qual melhor se encaixa em sua rotina de reabilitação – podendo, inclusive, contar com ajuda profissional nesse processo.

Foi um grande alívio descobrir um jeito de melhorar e poder confiar novamente nas minhas lembranças, ainda que com ressalvas – e, com isso, jamais me esquecer daqueles gols do Evair nos 4 a 0 do Palmeiras contra o Corinthians, em 12 de junho de 1993.

O TEMPO DE CADA UM

Recentemente, estava me lembrando daquilo que minha mãe conta ter ouvido de um médico, ainda durante a internação: "*vai levar cinco anos para que seu filho passe um dia inteiro sem pensar no acidente*".
Bobagem. Desde 7 de dezembro de 2005, quando saí do hospital, não tem um único dia sequer que não me lembre do que aconteceu: alguns deles com pesar, do tipo "*por que eu?*"; em outros, mais bem resolvidos, "*por que **não** eu?*".
Obviamente o médico quis dizer algo como "em torno de cinco anos", mas, para mim, aquela previsão soou com precisão absoluta, gravada em pedra. Eu acreditava mesmo, de verdade, que no dia 16 de outubro de 2010 eu acordaria e iria dormir sem que, entre um e outro, me lembrasse de que havia batido o carro há exatos cinco anos.
É uma coisa meio maluca, mas é assim que minha cabeça funciona de vez em quando. Outro absurdo parecido que eu pensava, logo no começo, é que minha recuperação se daria de um dia para o outro. Queria perguntar para os médicos quanto tempo levaria para eu voltar a ser o que era, e acho que, se algum se atrevesse a responder, eu teria marcado esse dia no calendário e ficaria esperando, ansioso.

Poucos meses após o acidente, quando acompanhava os jogos de handebol da equipe da qual fazia parte, o então treinador comentou comigo que "*seria ótimo se eu pudesse estar de volta para o próximo ano*". Achei aquilo um absurdo: "*Próximo ano? Em três meses eu estou de volta!*".

Esse mesmo médico da história dos cinco anos, em outra ocasião, disse que eu cheguei ao hospital em um estado "*extremamente grave*", passei a "*muito grave*" e que, naquele momento, era "*grave*", mas minha recuperação estava sendo "*muito boa*". Minha mãe perguntou: "'*Muito boa', quanto?*" e ele respondeu que se, para ela, "[A recuperação] *boa era estar em casa, levando vida normal, ainda teria que esperar bastante*", mas que mesmo assim eu estava evoluindo mais rápido que o esperado.

Hoje percebo que a velocidade dos progressos diminui com o tempo, mas isso não significa necessariamente que eles parem de acontecer. Eu, que me via todo dia no espelho, não conseguia perceber toda essa melhora que as pessoas falavam, mas me convencia quando me davam exemplos: "*Então, Fran, na última vez que nos vimos, há seis meses, você não levantava o pé, lembra? Agora você consegue!*". Eu conseguia levantar o pé um pouquinho a mais por dia, mas era tão pequena a diferença que eu não a percebia; porém, quando alguém via o resultado da soma desses vários "pouquinhos", era capaz de notar claramente a melhora.

Nos últimos anos, pude conhecer diversas histórias de pessoas que sofreram traumas cerebrais e foi inevitável relacioná-las à minha. Quando contadas por amigos ou familiares, possuem uma sequência que raramente foge de: "*como/quando ele(a) vai acordar?*"; "*acordou, e agora, quando vai voltar ao normal?*"; "*já se passou muito tempo... será que ainda vai voltar ao normal?*"; "*o(a) ... fez isso ou o(a) ... fez aquilo, que alegria!*".

Quando diziam para a minha família que era "dificílimo prever o prazo de recuperação", soava como enrolação. Olhando os casos que conheci, bem, comecei a entender melhor essa dificuldade.

Uma lesão ocorrida um milímetro mais à direita ou à esquerda poderia ter causado danos completamente diferentes ao cérebro, com maior ou menor gravidade. Por isso, o tempo de recuperação varia bastante em função da área atingida e é, na maioria das vezes, impossível compará-lo ao de outros pacientes.

Um pedido frequente que recebo nos blogs e grupos de redes sociais dedicados ao TCE é uma espécie de "cronograma" sobre os avanços que realizei. Como mencionei, não acredito que isso seja muito confiável, afinal as lesões podem ser outras e, principalmente, as pessoas são diferentes – jovem ou idoso, obeso ou magro, homem ou mulher; bebe, fuma, pratica esportes etc. Em todo caso, pensei em algo que talvez pudesse dar às pessoas essa noção.

Naquela época pré-histórica, ali entre a descoberta do fogo e a invenção do Facebook, existiu um tal de Orkut que minha mãe usava para distribuir, entre meus amigos, as notícias que chegavam do hospital. Ela publicava as novidades na minha página e meus amigos entravam, se atualizavam e respondiam ali mesmo. Verifiquei quais *posts* continham informações sobre o meu estado, anotei as datas em que foram publicados e os exportei para um arquivo de texto – dessa forma, as pessoas poderiam ter uma ideia dessa relação entre tempo e evolução, pelo menos a relativa a meu caso.

Como afirmei anteriormente, voltei ao trabalho cerca de 10 meses após o acidente. Ainda estava sem condições de desempenhar satisfatoriamente minhas tarefas, mas tive muita sorte em contar com colegas bem pacientes, compreensivos e dispostos a ajudar. A empresa na qual trabalhava à época também me forneceu total suporte nessa fase de readaptação à rotina.

É importante destacar um trecho que acabei de escrever no parágrafo anterior: "*ainda sem condições de desempenhar satisfatoriamente minhas tarefas*". Eu continuava *traqueostomizado*, reaprendendo a utilizar minha memória com suas novas características e possuía algumas dificuldades motoras, como falta de equilíbrio e hemiparesia – eu nasci destro e ainda não usava a mão esquerda com tanta naturalidade quanto agora, o que transformava em um desafio coisas simples como escrever meu nome ou usar o mouse, por exemplo.

Além disso, tal como outros pacientes, enfrentei alguns desajustes emocionais, sociais e comportamentais. Na verdade, para ser honesto, ainda os enfrento de vez em quando.

Passando a régua, fico muito feliz que meu retorno ao trabalho tenha dado certo, mas realmente acredito que 10 meses não tenham sido tempo suficiente para que eu voltasse ao batente. Foi uma irresponsabilidade tremenda, mas que, aos trancos e barrancos, funcionou.

O conselho que deixaria a novos pacientes é aquele que eu gostaria de ter entendido lá no comecinho: deve-se dar tempo ao tempo. Naquela época, eu e minha família queríamos muito ter uma estimativa de quanto ia durar essa bagunça em nossas vidas. Pensávamos que dessa forma diminuiríamos a angústia, mas essa busca só causou mais ansiedade e, talvez, o melhor seja desapegar-se desse tipo de questionamento – até porque, como disse, não acredito que ele possua uma resposta exata.

Dessa forma, talvez eu tivesse percebido os vários "pouquinhos" que eu conseguia mexer o pé, ao invés de ficar sentado esperando por um 16 de outubro qualquer.

Aproveitando a *deixa*, já que estou falando no tempo que levei para atingir certas melhoras, vou contar como voltei a correr depois de passados oito anos do acidente – claro que, como sempre, antes disso (ou até para isso) eu precisei me ferrar primeiro, mas o que importa é que consegui.

Resolvi ir para a praia descalço. Em Praia Grande/SP, cidade onde reside a minha mãe, a largura da faixa de areia entre o calçadão e o mar, em maré baixa, é de cerca de 50 metros – isso na sombra, porque debaixo de sol são uns três quilômetros e meio.

A areia queimava *de fazer bolha*, comecei a andar rápido e o mar nunca que chegava. Olhava para os lados e era um deserto absoluto, não via uma sombrinha qualquer, sequer um caridoso guarda-sol aberto para esfriar os pés e continuar. Em um ato de enorme desespero, cheguei a cuspir na areia na patética esperança de que isso criasse um oásis em meio àquele inferno.

E então, pela primeira vez depois do acidente, eu corri.

Foi uma corrida lenta, um trote manco e *"ponto-e-vírgula"*, em que a perna esquerda dizia *"vai..."* e a direita completava *"... com calma"*.

Mas eu corri.

A GENTE ATÉ QUE SE DIVERTE (OU NÃO)

Em 2014 estive na Argentina para assistir a uma partida de rúgbi entre *Los Pumas*, como é conhecida a seleção local, e os *All Blacks*, da Nova Zelândia. Sempre fui atleta de handebol, mas tomei gosto pelo rúgbi na África do Sul – como espectador – e acabei indo acompanhar um jogo entre essas duas seleções que são destaques nesse esporte.

Cheguei em Buenos Aires pela manhã, teria que retirar o ingresso, que fora comprado pela Internet, em uma loja na *Calle Florida* e, à tarde, já iria para a cidade de La Plata, local da partida.

Por segurança, costumo levar nas viagens um porta-documentos, que fica discretamente guardado por dentro da calça, preso por um cinto extra. O passaporte é um pouco maior que esse bolso e, por mais que insistisse e o empurrasse, eu não conseguia guardá-lo de volta após passar pela imigração, ainda mais com aquele monte de roupas que a gelada primeira semana da primavera *porteña* me obrigava a usar. De fato, tive que improvisar um breve *strip-tease* em um banheiro, arriando a calça e retirando todo o cinto para ter a certeza de que o documento fora guardado com segurança. Deu trabalho.

O *Aeroparque Jorge Newbery* está para Buenos Aires mais ou menos como Congonhas para São Paulo: encravado na parte urbana da cidade. Devido à comodidade dessa localização, eu já estava na fila para retirada do ingresso cerca de 20 ou 30 minutos depois de sair daquele banheiro. Um funcionário do local passou, entre os presentes, gritando e pedindo para termos em mãos o comprovante da compra, o cartão de crédito utilizado para o pagamento e um documento de identificação.

"Tranquilo. Está tudo no bolso da mochila".

Mas não, não estava. E só me dei conta disso quando faltavam cerca de 10 pessoas para minha vez de ser atendido. Tinha encontrado o cartão e o comprovante, mas faltava o passaporte. Revirei a mochila sem muita paciência e olhei os compartimentos internos. Nada. Fui ficando com medo.

Pedi para um senhor que estava na fila que guardasse o meu lugar, saí e despejei no chão todo o conteúdo da mochila – roupas, papéis, máquina fotográfica e todas as tranqueiras imagináveis, mas não a porcaria do passaporte.

Estava quase na minha vez e resolvi retornar à fila, pois ela havia triplicado de tamanho desde que eu chegara e não queria voltar para o início, perdendo ainda mais tempo. Como tinha o cartão de crédito e o comprovante da compra, decidi tentar dar alguma desculpa para retirar o ingresso portando somente a Carteira de Habilitação brasileira, e depois eu pensaria em como voltar para casa.

Suava frio. Lembrei-me da outra vez que estivera em Buenos Aires, com meu amigo Dimitri, quando fomos aconselhados a deixar os documentos no hotel para, assim, evitar o risco de perdê-los. A pessoa fez essa sugestão e emendou: "a não ser que queiram passar mais três meses aqui, que é o prazo que o consulado brasileiro dá para emissão de segunda via do passaporte...".

Perguntei para o senhor da fila se sabia onde ficava o consulado brasileiro. Imediatamente ele respondeu que sim, conhecia o local: me passou as coordenadas de como chegar lá e ainda desejou *"suerte"*, com pena no olhar.

"Meu Deus, e agora? O que eu vou falar no trabalho? E o que eu vou ficar fazendo aqui durante três meses?"

Não sabia se o prazo seria esse mesmo (depois soube que não era), mas não me importava se seriam três meses ou três dias: era sábado e eu deveria estar de volta na segunda-feira, sob o risco de perder o emprego.

Já estava pensando na hipótese de atravessar o Rio da Prata a nado quando coloquei uma mão no bolso da jaqueta, senti alguma coisa na altura da cintura da calça e, enfim, voltei a respirar: "*Achei!*".

Peguei o documento, me virei e o mostrei para aquele simpático e prestativo senhor da fila, que sorriu e respondeu:

– *Che, ¡de que puta cagada te saliste!*

Quando conto essa história, os comentários geralmente variam entre "*normal, eu também faço as coisas e esqueço depois*" e "*ah, você estava empolgado com a viagem e não deve ter percebido*". Já ouvi também alguém perguntar "*e qual o problema em perder o passaporte? Não sei o porquê de tanto drama*".

As coisas não são tão simples assim. Antes do trauma, eu também fazia as coisas e esquecia depois, mas não de uma maneira tão absoluta quanto aquela, em tão pouco tempo decorrido e com sequer um estalo de lembrança. Eu estava animado com a viagem (gosto dos *Pumas*, mas fui para ver os *All Blacks*), mas guardar o passaporte não foi uma tarefa tão corriqueira nem tão simples assim a ponto de ter me esquecido de que a fizera.

Aliás, como disse, tive que ficar praticamente pelado, com um frio desgraçado, para poder enfiar o documento naquele bolso.

Por último, os problemas de se perder o passaporte são que, além de se tratar de um documento de identidade, nele estão registrados os dados de minha entrada no país, necessários para a saída. É possível viajar pela América do Sul com uma carteira de identidade emitida há no máximo 10 anos, em bom estado de conservação, desde que o mesmo documento tenha sido utilizado na chegada ao país, o que não era o caso.

No final, felizmente, tudo não passou de um enorme susto e em momento algum as coisas estiveram realmente ruins para mim. Isso porque criei o hábito de, sempre que possível, tentar facilitar minha vida: colocando o passaporte no porta-documentos, firmemente preso ao cinto e dentro da minha calça, eu poderia até esquecer onde o guardara, mas estaria comigo o tempo todo e, a não ser que não tomasse banho ou estivesse com prisão de ventre daquele dia até agora, cedo ou tarde o acabaria encontrando.

Naquele mesmo dia em que pensei ter perdido o documento, houve, já em La Plata, outra dificuldade também decorrente do TCE: dessa vez, ao invés da memória, o que quase me derrubou – literalmente – foi a falta de equilíbrio que passou a me afetar após a lesão.

O jogo de rúgbi era no dia seguinte e eu teria uma noite livre na cidade. Pesquisei na Internet sobre o que fazer e descobri o Observatório da UNLP (*Universidad Nacional de La Plata*), que disponibilizava seu telescópio, um dos mais antigos das Américas ainda em funcionamento, gratuitamente aos visitantes para visualização do espaço sideral.

Cheguei à Universidade e, antes da observação, tivemos uma longa e interessante explicação sobre os movimentos dos corpos celestes e suas propriedades, caminhamos entre maquetes representando a Via Láctea e o sistema solar e observamos meteoros reais, que teriam caído na Terra e haviam sido levados à exposição.

Havia uma aluna do curso de Astronomia, da própria Universidade, ao lado de cada planeta na maquete para explicar suas principais características – e é incrível: aparentemente, só as mulheres cursam Astronomia na Argentina. Lembro que Saturno me chamou a atenção, com seu belo par de anéis, mas Vênus era de longe o planeta mais *sexy* do Universo.

Fui conversar com a Vênus: ela começou me falando de sua superfície, mas, para ver se o papo esquentava, logo passei a perguntar sobre sua temperatura. Contei sobre os extraterrestres que visitam São Thomé das Letras e Varginha, em Minas Gerais, e a convidei para ir até lá comigo, quem sabe para assistir a algumas corridas de discos voadores. Ela sorriu, jogou os cabelos para trás e disparou:

– ¿*Quieres ver a las estrellas?*

O convite tão direto e sugestivo me pegou de surpresa, comecei a gaguejar e não consegui respondê-lo de imediato. O que, no final, foi ótimo e me poupou de maiores constrangimentos, pois logo percebi que Vênus se referia ao sentido literal da pergunta. Ela me conduziu ao telescópio e passou algumas coordenadas a outra moça que apontava as lentes para o céu, provavelmente para que ela direcionasse minha observação a algo que tínhamos conversado. Nesse momento, porém, percebi que teria problemas com aquilo.

Para chegar à lente do telescópio, era necessário subir por uma escada móvel, com rodinhas e cerca de dois metros de altura. Era parecida com as escadas dos aeroportos, utilizadas quando o embarque é realizado diretamente na pista – muito íngreme, estreita e com degraus pequenos –, mas sem corrimões.

Nem cheguei a pensar na subida, pois só costumo ter problemas para descer e era disso que eu tinha medo. Por outro lado, estava com vergonha de desistir – não por medo do que a Vênus pudesse pensar de mim, aliás, ela sequer passou pela minha cabeça naquele momento. O que eu não queria mesmo era ir embora sem ao menos ter tentado subir.

Ao contrário do que imaginei, a subida já foi difícil devido à ausência de corrimões. Arrisquei o primeiro degrau, dei um passo vacilante e perdi o equilíbrio. A moça do telescópio percebeu e ficou ao meu lado, no chão, de modo que eu me segurei em seu ombro e subi um, dois, três, quatro degraus. Estava muito alto para continuar apoiado na garota, mas fui adiante e subi engatinhando. Foi uma posição humilhante, mas funcionou.

Cheguei ao topo e tinha que me levantar, ficar em pé, mas não havia qualquer apoio para me segurar. Vênus começou a pedir para eu descer, que seria perigoso. Eu fiquei de cócoras e comecei a erguer o tronco, lentamente. Quanto mais eu subia, mais sentia como se estivesse caindo. Tinha a impressão de que iria tombar para um lado, como uma árvore serrada perto da raiz. *"A escada mexeu, ou fui eu que a arrastei?". "Merda, vou cair". "Cala a boca, Vênus, para de gritar que eu consigo"*. Já estava com os joelhos semiflexionados, era só esticá-los e me apoiar no telescópio.

Finalmente estendi os joelhos, mas então percebi que o telescópio estava muito alto e eu não o alcançaria. Tentei ficar nas pontas dos pés, consegui olhar por uns três ou quatro segundos e tudo que vi foi uma imagem muito escura, com alguns borrões brancos. *"Foi para isso que eu subi?"*.

Não sei se foi a decepção ou o desequilíbrio, mas comecei a tombar para a frente. Vênus gritou, a outra moça ficou falando para eu me segurar e jogar o corpo para trás, mas quanto mais eu me agitava, parecia que pior ficava.

Em busca de apoio, a única coisa que me ocorreu naquele momento foi ficar novamente na ponta dos pés e segurar o telescópio. Nisso, aquele negócio começou a girar como uma gangorra, na vertical, de modo que a parte onde eu estava segurando (onde encaixava os olhos) desceu e as lentes passaram a apontar para cima, tendendo a 90 graus.

Quando me estabilizei novamente, comecei a descer aquela escada sentando-me nos degraus, um após o outro. Vieram outras pessoas, funcionários da Universidade, dizendo para a garota e para a Vênus que eu estava bêbado ou drogado, que elas jamais deveriam ter permitido que eu subisse naquele estado.

Terminei de descer e fui conversar com os recém-chegados, para que vissem que eu não estava alterado e, com isso, pudesse tentar limpar a barra das duas coitadas. Expliquei que ficara tonto lá em cima e que elas não tiveram culpa.

A garota não conseguia apontar novamente o telescópio, até que desistiu e encerrou as observações daquela noite, dispensando e frustrando as pessoas que aguardavam na fila que havia se formado.

E a Vênus, bem, nunca mais a vi e não sei sequer o seu verdadeiro nome. Foi apenas uma história que ficou escrita nas estrelas.

Anexo I
Os Posts da Dona Orlene

26/10/2005 (10 dias após o acidente)
Oi, pessoal. O Fran continua estável, a febre persiste e a pressão intracraniana oscila muito, mas hoje aconteceu algo fantástico: logo que chegamos para a visita, a madrinha dele segurou sua mão e percebeu que ele a apertava! Emocionada, começou a falar com ele, pedir para que desse sinais de que nos ouvia, e ele "respondia" apertando nossa mão, tentando falar e levantar os braços. É logico que a emoção foi geral, mas tivemos que nos conter, pois ele se mostrou agitado, a pressão intracraniana foi às alturas e ele teve que receber duas doses cavalares de sedativos para se acalmar e continuar sedado, que é o melhor para ele neste momento. Mas valeu! Continuem orando e torcendo.

27/10/2005 (11 dias após o acidente)
Oi, gente! O Fran finalmente está sem febre, menos inchado e respirando com tranquilidade. Tem alguns arremedos de tosse, quando entra em uma espécie de "briga" com o aparelho e a pressão intracraniana oscila um pouco, mas no geral hoje ela está baixa. Barba feita, aparência serena. Disseram que, pouco antes da visita, ele acordou e até abriu os olhos um pouquinho, depois foi sedado novamente para não se agitar demais. Depois disso, o neurologista autorizou a equipe a ir lhe deixando acordado aos poucos, sob observação, desde que não se agite muito e a pressão intracraniana não suba demais. Continuem na torcida que está dando certo. Obrigada.

28/10/2005 (12 dias após o acidente)

Hoje ouvimos, mais uma vez, aquela palavrinha infernal: "estável". Estou tão cansada dela que nunca mais vou ver a previsão do tempo... A diminuição da sedação foi cogitada pelo clínico, mas será adiada até o resultado e análise de alguns exames que devem ser feitos nas próximas horas (tomografia e doppler). Continua sem febre, menos inchado e a pressão intracraniana permanece dentro do "aceitável" (desde que sedado), mas voltou a receber uma bolsa de sangue e a traqueostomia parece certa. Haja coração – e paciência.

30/10/2005 (14 dias após o acidente)

Olá. O Fran continua... estável. Sem febre, menos inchado, pressão intracraniana menos oscilante e não tão alta, mas a traqueostomia e a diminuição dos sedativos foram adiadas até que ele fique mais forte. Mais uma vez fomos avisadas de que a internação deverá ser longa, tanto na UTI quanto depois dela. Que Deus nos ajude.

01/11/2005 (16 dias após o acidente)

Até que enfim: bons ventos, boas notícias! A tomografia mostrou que o inchaço no cérebro cedeu, a maioria dos coágulos foi absorvida pelo organismo e removeram o cateter que media a pressão intracraniana. Vão extrair um tal de "líquido cervical" para exame, mas parece que só poderão analisar as possíveis (mas não certas) sequelas quando o Fran efetivamente acordar. O pulmão é o que ainda preocupa, e mais uma vez a traqueostomia foi marcada, agora para esta noite – se tudo estiver bem, pois a febre ainda persiste. Se realizada, ela deve acelerar a recuperação dos pulmões, melhorar as condições da boca, possibilitar a alimentação líquida e gelatinosa, dar um pouco de mobilidade (mudança de posição) e facilitar a diminuição da sedação.

02/11/2005 (17 dias após o acidente)

Hoje é um daqueles dias... sem novidades. Estava marcada uma conversa com o médico responsável, mas ele nos deu outro cano (já é o 3º.) e a traqueo não foi feita. As explicações são vagas: "de novo" está marcada para esta noite, "de novo" é preciso ter paciência, "de novo" vai ser muito bom para ele, "de novo" a fase mais crítica já passou... O problema é que, enquanto isso, ele "de novo" continua sedado, "de novo" continua inchado e "de novo" continua com febre. Tudo tão velho quanto antes.

03/11/2005 (18 dias após o acidente)

O Fran acaba de sair do Centro Cirúrgico onde, por fim, foi realizada a traqueo. Segundo informação obtida por telefone junto à enfermagem, correu tudo dentro do previsto e ele passa bem. Finalmente, também, consegui conversar com o clínico responsável. Na sua avaliação, o Fran chegou àquele hospital numa situação "extremamente grave", em uma semana passou a "muito grave" e hoje pode-se dizer que seu estado é "grave". Disse que se, para mim, "estar melhor" é encontrá-lo sentado na cama, conversando, ainda vou esperar muito, o que não quer dizer que não esteja havendo evolução. Falou novamente em possíveis (quase certas) complicações, e que é por isso que ele não está no quarto, mas na UTI, onde para cada problema eles têm uma solução. Disse estar bastante otimista, levando em consideração sua idade, suas condições físicas e suas reações até aqui, mas que hoje ainda não daria um "atestado de vida" ao Fran. Pediu para que eu o procure daqui a uma semana. Amanhã, se não levar outro cano, enfrentarei a sinceridade do neurologista.

10/11/2005 (25 dias após o acidente)

Hoje a visita demorou muito para começar e foi bastante rápida, pois havia um paciente muito mal e que precisava de atendimento. O Fran desinchou bastante e agora dá para ver o quanto emagreceu – as perninhas estão tão fininhas... Abriu os olhos, mas parece que não enxerga muito bem, pois se assustava sempre que eu tentava alisar seu rosto ou seus cabelos. Talvez seja pelas luvas e o avental, que agora temos que usar, embora tenha parecido reconhecer minha voz. Emocionou-se e ficou agitado, principalmente quando disse que precisava ir. O RX do pulmão está um pouco melhor e o Fran está respirando quase totalmente por conta própria. Foi só o que conseguimos por hoje.

11/11/2005 (26 dias após o acidente)
Quase sem novidades. Continua febril, desinchado e até abre os olhos, mas não se sabe se e o que enxerga – percebe-se apenas que a luz incomoda, isso é certo. Parece reconhecer melhor o som da minha voz, respira bem e transpira muito, mas a novidade fica por conta de uma infecção urinária. A pergunta agora ao chegar não é mais "como ele está?", mas "qual é a infecção de hoje?". Paciência continua sendo a palavra de ordem. Até meu cardiologista repetiu a ladainha de que "em UTI é assim mesmo, não dá para ser diferente, enquanto estiver lá esteja preparada". Nunca se está.

14/11/2005 (29 dias após o acidente)
Boas novas! Ele saiu do respiradouro e a traqueo está ligada apenas ao oxigênio, em uma espécie de inalação contínua. O Fran, agora, apoia os cotovelos na cama, encolhe a perna e tenta se levantar, sendo muito difícil segurá-lo. Depois de um tempo ele se cansa, deita e dorme, para alguns minutos depois, repentinamente, acordar e começar tudo de novo. Não parece reconhecer ou enxergar qualquer pessoa, mas tocou um celular durante a visita e ele imediatamente se agitou, tentou levantar-se a todo custo, procurando de onde vinha o som. Mencionei vários nomes conhecidos, mas não houve reação a nenhum deles.

16/11/2005 (31 dias após o acidente)
As novas continuam boas! Hoje ele não dormiu durante a visita (que, por sinal, foi bem longa), não teve febre e transpirou

bem pouco. Disseram que encontraram (embora vivam perdendo de novo...) a tal bactéria que tem causado as infecções. Por outro lado, uma preocupação importante é que o joelho direito continua bastante inchado.

17/11/2005 (32 dias após o acidente)

Eu e a Fabiane chegamos à UTI e encontramos a cama do Fran bem arrumada, enquanto todas as demais ao redor estavam vazias. Foi o maior susto! De repente, olhamos atrás da cortina e lá estava o moço, confortavelmente sentado numa poltrona! Bem, "confortável" é modo de dizer, pois ele parecia estar bastante inseguro, com medo de escorregar, embora estivesse amarrado pelas axilas. Balbuciava algumas palavras (sem som), fazia cara feia para a Fá (como sempre) e conseguiu até nos mostrar que um pedaço de fita adesiva estava puxando um pelo da virilha, que as jeitosas aqui conseguiram arrancar ao invés de soltar. Sem febre, pulmão beleza, pouca secreção, pouca transpiração e desinchado – exceto o joelho D, que ainda está aguardando avaliação do ortopedista. Mas isso é varejo, o que importa mesmo é o atacado.

20/11/2005 (35 dias após o acidente)

Hoje, apesar do mal humor inicial (depois ficamos sabendo que fizeram o procedimento na escara das costas, que é bem sofrido, mesmo sob sedação), ganhamos até beijos! Tentou escrever (não conseguiu), leu o que a Fá escreveu e disse, gesticulando, que não está bravo com ela. Mostrou que a ferida das costas estava doendo e conseguiu até chamar a nossa atenção para um dos frascos de soro, que estava vazando e molhando um dos aparelhos, mas que as lerdas aqui nem tinham notado. O médico acha que o progresso neurológico do Fran é excepcional!

21/11/2005 (36 dias após o acidente)

O Fran estava na poltrona, o que já o deixa de mal humor – ele escorrega e fica desconfortável. Estava com a mão enfaixada, pois tirou a sonda do nariz ontem à noite e tiveram que recolocá-la. Além disso, tenta se comunicar, não consegue e fica nervoso. É mais fácil quando a gente faz a pergunta, mas nem sempre sabemos o que ele quer que pergunte. Ainda tem febre e transpira um bocado, mas o importante é que está melhorando – devagar, mas está. Hoje também teve beijo, embora não tão espontâneo.

24/11/2005 (39 dias após o acidente)

Acho que hoje o Fran teve seu primeiro desejo realizado: tomou banho de chuveiro! No geral, a situação permanece a mesma: com sonda, traqueo (disseram que fizeram a segunda redução na terça, mas será que reduziram mesmo?) e a escara das costas ainda maltratando bastante. É difícil saber que atitudes indispensáveis para a melhora geral (especialmente do pulmão), como ficar sentado na cadeira ou mesmo um pouquinho em pé (ainda que apoiado na cama), são impraticáveis em função da dor causada pelo "buraco" que há nas costas. A situação é bem difícil, mas o garoto é corajoso e está enfrentando como pode.

04/12/2005 (49 dias após o acidente)

Olá, pessoal! Como muitos já sabem, o Fran está no quarto – graças a Deus! – e agora eu e a Fá temos passado o dia todo com ele, o que nos deixa pouco tempo para notícias. De qualquer forma, hoje entrei rapidinho para contar mais uma boa novidade: ele está falando! Com voz de taquara rachada, mas com som. Aproveito mais uma vez para agradecer o apoio, as orações, a torcida e o interesse de todos. Muito obrigada mesmo, e até qualquer hora.

15/12/2005 (60 dias após o acidente)

Oi, pessoal! Aqui é o Fran. Queria agradecer as mensagens que vocês mandaram para mim. Se ainda não respondi a todas é porque realmente está difícil ficar no computador por muito tempo, mas prometo que em breve escreverei a cada um de vocês. Estou em casa desde a semana passada, mas só hoje acabei de ler os recados que me deixaram. Acho que ainda terei que ficar mais alguns dias de molho por aqui antes de retomar a vida normal. Não houve sequelas graves do acidente, apenas algumas falhas de memória, um pouco de falta de coordenação motora do lado direito do corpo e um probleminha com a visão, que, dizem, melhora com a fisioterapia – e eu nem sabia que existia fisio para os olhos.

Fiquem tranquilos que, "remando e tirando a água" (como diz o Otávio), logo eu estarei de volta. Mais uma vez, obrigado a todos e espero vê-los em breve.